ANATOMY : THE WHOLE STORY

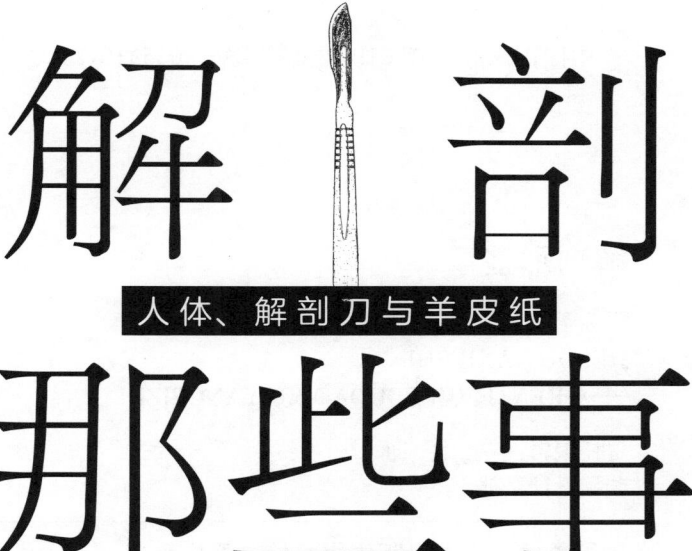

解剖那些事

人体、解剖刀与羊皮纸

丁自海 ◎ 著

山东科学技术出版社
·济南·

图书在版编目（CIP）数据

解剖那些事：人体、解剖刀与羊皮纸 / 丁自海著. 济南：山东科学技术出版社，2025.7. -- ISBN 978-7-5723-2815-2

Ⅰ．R322-091

中国国家版本馆CIP数据核字第2025A16V21号

解剖那些事
——人体、解剖刀与羊皮纸
JIEPOU NAXIESHI
——RENTI、JIEPOUDAO YU YANGPIZHI

责任编辑：冯　悦　蒋田田
装帧设计：孙小杰

主管单位：	山东出版传媒股份有限公司
出 版 者：	山东科学技术出版社
	地址：济南市市中区舜耕路517号
	邮编：250003　电话：（0531）82098088
	网址：www.lkj.com.cn
	电子邮件：sdkj@sdcbcm.com
发 行 者：	山东科学技术出版社
	地址：济南市市中区舜耕路517号
	邮编：250003　电话：（0531）82098067
印 刷 者：	济南新先锋彩印有限公司
	地址：济南市工业北路188-6号
	邮编：250101　电话：（0531）88615699

规格：32开（143 mm×210 mm）
印张：8.75　　字数：180千
版次：2025年7月第1版　印次：2025年7月第1次印刷
定价：58.00元

序一 FOREWORD

"问渠那得清如许,为有源头活水来。"科研既要深入,还要能浅出!丁自海教授长期从事人体解剖学教学和研究工作,培养了数十位硕士、博士和博士后,出版过十几部临床解剖学学术专著,发表上百篇论著,对临床解剖学的发展起到了促进作用。作为我国解剖学领域的资深专家,丁自海教授加入解剖学科普创作行列中来,是利国利民的好消息,是医学知识传播领域的一大幸事。

各个学术领域,包括人体解剖学,都需要科普。在科学技术是第一生产力的信息时代,也出现过迷惑欺骗大众、哗众取宠的伪科学。一些生命科学界的伪科学,为愚昧的迷信活动,提供得以盛行的土壤。"不畏浮云遮望眼,只缘身在最高层。"我希望有更多的解剖学专家关注科普，参与人体解剖学科普写作和创作活动，向大众普及人体解剖学知识，树立科学世界观。

人体解剖学受传统观念影响一向不那么热门，提起人体解剖有时会使人恐惧。其实解剖学是一门有温度的学科，在解剖学发展的历程中，留下了无数不畏艰辛、矢志不渝、惊心动魄或荒诞不经却鼓舞人心的故事。茶余饭后了解一些人们过去不曾熟悉的故事，从中获取人体解剖知识，得到乐趣，对身心都有益处。

丁自海教授以其深厚的专业功底和学术积淀，将解剖学知识转化为通俗易懂的语言，使这本书既不失科学性，又充满趣味性。相信这本书将成为连接专业医学群体与普通大众的桥梁，让更多的人了解自己的身体，理解生命的奥秘，感受医学的魅力。

中国工程院资深院士　钟世镇

南方医科大学教授

2024 年初冬　于广州

序二 FOREWORD

丁自海教授所著的关于解剖学的科普书令人振奋、欣喜！医学科普书的出版可贺，解剖科普书的问世难得；医学家做科普值得称赞，解剖学家做科普更令人钦羡。

解剖学是人体的基础结构学，从骨骼到肌肉、韧带，从神经到血管、淋巴，健康的解剖结构是人体健康的基础。有了良好的解剖结构，才能有良好的功能。因此，认识、了解、理解解剖的基本知识和重要性，是一项重要工作。

然而，解剖和解剖学对于大众，甚至对于医生和医学生，都是颇为枯燥艰涩的学科和领域。但是解剖是有系统、有逻辑的生命学科，明了解剖也是对公众（不仅是医生）的基本训练。包括从形象思维到逻辑思维，抑或从逻辑思维到形象思维；从感性认识到理性认识，抑或从理性认识到理性认识的相互关联。还有从结构到功能、从功能到结构这一重要转化的关键契机和观念。

作为知名解剖学家，丁自海教授深谙这一重要观念，身体力行，一手拿解剖刀，一手又拿起笔来进行科普创作，难能可贵。这也是丁自海教授承袭钟世镇院士精神的动人体现，他得到了钟老的真传。钟老是我们敬仰的先生，他是杰出的解剖学家，临床解剖学的开拓者，也是倡导和践行医学科普的榜样。

于是，解剖学成为我们重要的、必备的知识系统，作为临床医生要对解剖感兴趣，要学好解剖、用好解剖。解剖不仅是医生，也是艺术家的必备基础。我们看过达·芬奇解剖尸体图解，也看过达·芬奇笔记——美妙绝伦！我们也应该能绘制解剖图，这对于一个外科医生来说是不可或缺的。因此，我想这本科普书不仅是对大众，对每位医者也是必读之物。

所以，对于这本书，我是赞赏和推荐的，要学习和感谢。

是为序。

中国工程院院士
北京协和医院教授
2025 年春

前言 PREFACE

在文艺复兴时期的帕多瓦大学解剖剧场，烛光摇曳中，维萨里手持解剖刀，划开一具尸体的胸腔。这一刻，人类对自身的认知被彻底改写。几百年来，解剖学的发展史，就是一部人类不断突破认知边界、探寻生命真相的壮丽史诗。

我们在前行的时候，总有回顾过去的传统和渴望。历史是一面镜子，回顾过去是为了更好地前行。医学史与人类史伴行，医学史实际上就是解剖史。在解剖学发展的漫长历史中，许许多多解剖学者和外科医生留下了沉重而艰辛的足迹，甚至献出宝贵的生命，为医学的进步作出贡献，值得我们敬仰、学习。在中世纪的黑暗中，教会严禁人体解剖，医生们只能依靠盖伦的动物解剖知识来推测人体构造。直到文艺复兴时期，艺术家们对人体美的追求，科学家们对真理的渴望，才冲破了宗教的藩篱。达·芬奇在烛光下秘密解剖尸体，绘制出精美的人体解剖图；维萨里冒着被处死的危险，纠正了盖伦的200多处错误。每一次解剖刀的落下，都是对蒙昧的一次挑战，对真理的一次叩问。

  人体解剖学是医学生进入临床医学殿堂的阶梯和钥匙，其重要性不言而喻。几十年来我一直在想，除了培养医学生外，写点科普文章不但是一种义务，也是一种再学习，但因工作缠身，无暇顾及。这几年稍有松快，又拾起这一放不下的心思。基于此，我罗列了几十个过去教学、科研收集的解剖学资料，2年前，我将这些资料整理归纳并出版了《也是解剖史》，反响还不错。经过一年多的努力，又写出这本小册子。

  解剖学是自然科学，也是人文科学。解剖学科比较偏僻，接触的人也少，科普读物较其他学科更少。让大众读者茶余饭后通过解剖学科普读物了解一些自己不曾熟悉的人体解剖学知识，以及一些粗浅的人体常见病病因和治疗方法，不仅使读者们开阔了视野，从中有所收益，得到乐趣，也有利于自身保健。

  对于医学生来说，了解一些解剖史，可从中借鉴前辈们的治学理念、治学精神和治学方法，从而培养学习兴趣，喜欢解剖学，学好解剖学，为后续课程打下坚实的基础。另外，现在开展的解剖学思政课程，选择合适的思政内容对提高教学效果非常重要。青年解剖学教师在授课时，根据不同章节，从本书和之前出版的《也是解剖史》中选择合适的内容教学，能够达到"润物细无声"的教学效果。

撰写解剖科普文章比编写解剖学专著难得多，最难的是拿不准内容的深度和范围，写得深了，非医学背景的读者可能看不明白；如太浅显宽泛又起不到科普的作用，几经修改仍不太满意。撰写过程中，我反复阅读了相关的解剖学专著和解剖历史资料，也从主要参考文献中学到了过去不曾熟悉的知识，受益匪浅。郑雪峰博士通过检索充实了一些比较可信的历史资料，并确认了某些历史事件中有争议的结论。作者力求内容准确可靠，但有些事件发生久远，所引用资料出处不同，人名、时间、地点和情节可能会有出入，事件的准确性和完整性可能仍有瑕疵，但基本上不会影响阅读效果。

在本书撰写之初，已届期颐之寿的临床解剖学泰斗钟世镇院士对本书的内容选择和注意事项提出中肯的建议，给予悉心指导。妇产科专家也是著名医学科普作家郎景和院士在看过初稿后欣然写序，这是鼓励，也是鞭策。本书写作计划的构思和实施，始终得到山东科学技术出版社领导和编辑的建议、鼓励及支持。在此向所有支持、关心本书出版的老师、同事和朋友致以衷心感谢！

这本书将带领读者穿越时空，回到那些改变医学史的关键时刻。在这里，解剖刀不仅是工具，更是打开认知之门的钥匙。每一个解剖发现背后，都有一段动人的故事；每一幅解剖图背后，都凝聚着无数探索者的智慧与勇气。让我们翻开这本书，跟随解剖学发展的足迹，去感受那些在刀锋之上追寻真理的动人故事。

特别声明，本书中的所有内容仅供医学科普阅读，不能作为疾病预防、诊断、治疗、保健、康复和教学质量评估的依据。

2024年初冬　于广州

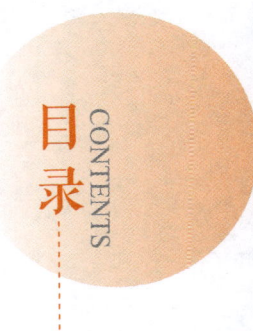

献祭者与执刀人

塞尔维特之死	003
法洛皮奥与死刑犯的契约	015
罗斯福与小儿麻痹症	021
三巨头的卒中	033
乔治二世的便秘	045
发现胰岛素的荣耀与恩怨	054

解剖视角下的疾病

"有痣之士"的喜与忧　　081

"有痔之士"的烦心事　　088

椎间盘突出与腰痛　　096

说古道今白内障　　107

走出无声世界　　114

扁桃体的福与祸　　123

头号杀手冠心病　　131

器官的生理密码

揭开胸腺的神秘面纱　　147

远离"危险三角区"　　161

不可小觑的腹压　　170

尿：健康晴雨表　　178

阑尾到底有没有用　　188

纠结的包皮：切还是不切？　　200

睾丸的是是非非　　208

囟门：宝宝发育的风向标　　226

处女膜之殇　　233

跷二郎腿的利与弊　　239

神话	灵蛇绕杖	244
奇闻	解剖史上的惊天谋杀案	250

主要参考资料   261

后记   263

献祭者与执刀人

解剖那些书

解剖乃手术之根基,熟知解剖则头脑清晰,双手敏捷,心灵亦对必要的残忍习以为常。

——约翰·亨特

塞尔维特之死

几百年来,在医学界,哈维发现血液循环的事几乎家喻户晓,人人皆知,可知道塞尔维特的人很少。平心而论,哈维在发现血液循环中起到关键作用,作出了巨大贡献。但在这之前及其后的100年中,多位解剖学家为血液循环理论的发现、完善付出了很多心血,如塞尔维特、哥伦波提出的肺循环概念,马尔皮基发现毛细血管,从而使哈维的血液循环理论缺口得以闭环。

寻找灵魂

弥贵尔·塞尔维特(Miguel Servet,1511—1553),西班牙医生,文艺复兴时期的解剖学家,肺循环通路的发现者,也是一位著名的神学家，精通拉丁语、希腊语和希伯来语。塞尔维特最初就读于法国图卢兹大学，学习法律和神学，研读《圣经》，在学界初露锋芒。1535—1538年在巴黎大学学医，比维萨里年长3岁，算是维萨里的师兄，他们在同一个实验室里潜心解剖学研究，都是金特教授的得意门生，据说金特教授曾夸赞：维萨里和

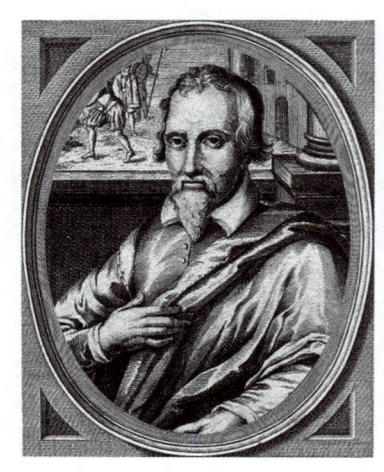

塞尔维特像

塞尔维特有解剖学天赋，是我最得力的两位解剖助手。塞尔维特原本主要兴趣在神学上，他怎么会鬼使神差地去研究与神学风马牛不相干的人体解剖学呢？究其原因，他认为要理解上帝所说的灵魂是什么，必须先理解人的灵魂，而要理解人的灵魂，必须找到灵魂所归附躯体的位置、结构与功能。因此他下定决心对人体解剖学进行深入研究，以便把人的灵魂弄个明明白白，献给上帝。经过几年的努力，他认为，人的灵魂位于大脑，而不在心脏内。

肺循环通路的提出

塞尔维特不仅解剖技能得到老师赞许，更因为他在一篇文章里描述了血液流经肺的过程，竟然相当准确。他的立论

依据主要有4个：首先，盖伦说从右心室通往肺的肺动脉是给肺输送营养，可是肺动脉粗比拇指，这远远超过提供营养的需要。相比之下，大脑是个耗血量巨大的器官，但负责给大脑运输血液的颈总动脉却细如小指，这不合情理。其次，从肺走向心脏的肺静脉并不是直接通往左心室，而是连接到左心房。不论是血还是气，都需要穿过左心房才能到达左心室。盖伦的理论解释不了为什么需要左心房插在中间。再次，两个心室的血液颜色明显不同。这一点盖伦也知道，问题是，按照盖伦的说法，左心室的血液是从右心室流过来的。为什么血液穿过室间隔的微孔之后就会由暗变红，盖伦没能给出合理解释。最后，塞尔维特说，他找不到盖伦所说的室间隔的微孔。塞尔维特得出的结论是，血液不是从室间隔的微孔流过来的，而是从右心室经过肺动脉流到肺，在那里经历某种提炼，然后返回左心房，再由左心房送入左心室，最后在心内合成元气。只不过他不知道具体是一种什么样的提炼过程，元气是怎样合成的。我们能够理解，那时人们还不知道气体交换，静脉血是怎么变成动脉血的。

塞尔维特在解剖研究中，针对盖伦血液运动理论的错误，提出了自己的循环学说。他首先否定了盖伦所说的灵气，认为所谓的灵气是在肺部产生的，是吸入的空气和血中部分物质的混合物。他将这种理论写在自己的手稿里。

塞尔维特第一次提出血液由右心室经肺动脉分支进入肺，在肺内经过与它相连的肺静脉流入左心房。他还认为在肺动脉分支和肺静脉分支之间存在着一些很巧妙的装置，但肉眼无法分辨这些装置是什么东西，他想象是一种微细的管子。当血液流经肺的时候经过特殊工艺的"加工"，血液因此由暗变红。那时候塞尔维特并没有提出全身血液循环理论，但是他提出的这种肺循环通路的理论，已经是血液循环理论的一个非常重要的萌芽。后人的血液循环理论也可能受到塞尔维特理论的启发。可以说，这是一种比较接近我们现在理论的肺循环理论。他还预见到心肺间血液循环的生理意义。

　　盖伦提出的"三种灵气"理论曾统治西方医学上千年。三种灵气包括自然灵气、生命灵气和动物灵气。他认为血液是在肝脏中形成的，已经消化的食物从肠道首先进入肝脏，在肝脏中，营养物质转化成静脉血，在这里加上自然灵气。接着，带有自然灵气的血液从肝脏出发，沿着静脉输送到全身各处。大部分血液被身体的各部分所吸收，不做循环运动；少部分来到右心室，经过右心室到达肺，再到达左心室。经过肺时排出废气、废物，从而获得第二种灵气——生命灵气。这样血液的颜色就由暗红色变成了鲜红色。血液到达左心室以后，通过动脉流到全身各个地方，也不再产生循环。另外还有一部分动脉血会流到脑部去，在那里会产生第三种灵气，也就是"动物灵气"。有了动物灵气的动脉血，会通过神经系统，流到全身各个地方，同样不产生循环。

　　塞尔维特分析了"三种灵气"的谬误之后，对肺循环理论做如下描述：血液从右心室流到左心室，但从右心室向左心室的流动并非通过心间隔实现。血液从右心室流出后，靠一种奇妙的机制在肺内走了一段旅程。血液在肺内受到改造，颜色变成鲜红，从动脉样静脉（即肺动脉）流入静脉样动脉（即肺静脉），与吸入的空气相混合，通过呼气排出其中的烟尘，最后与空气完全混合，并于左心室舒张之时被吸入其中。塞尔维特这个理论的本质就是肺循环的雏形，彻底颠覆了盖伦的血液运动理论，是人类探索血液运行方式的一次重大突破，为人们进一步探索血液循环打开了一扇大门。欧洲人基于他的功绩，将肺循环称为"塞尔维特循环"。

在盖伦的著作中，曾提到动脉、静脉间的"吻合"，但并没有血液循环的概念。盖伦所说的实际上是这样一个观点：身体内的动脉和静脉互相吻合，它们通过某些不可见的狭窄通道而互相交流血液和精气，做往返运动。盖伦说的是"互相交流"和"往返运动"，而循环指的是沿着一个方向做周而复始的运动。塞尔维特大胆提出了自己与盖伦理论相抵触的观点：精气是由物质产生的，纯净的精气为红黄色，是吸进的空气与血中大部分物质的混合物，混合后从动脉流向静脉。这表明塞尔维特已经意识到动脉和静脉是连通的，而血液的流动是从动脉到静脉的单向流动。塞尔维特的认识已经非常接近于一项伟大的发现——血液循环，仅仅一步之遥。

解剖那些事
——人体、解剖刀与羊皮纸

著书立说惹大祸

1553年，塞尔维特认为时机成熟，为了避免教会的干预，便秘密出版了《基督教的复兴》一书。一石激起千层浪。书中的第一个观点是只要实行政教分离并废除不合《圣经》和早期教父学说的神学命题，就可以重建教会。另一个观点，与当时流行的盖伦"三种灵气"观点相抵触，提出生命的精气是由物质产生的，这种精气来源于左心室，靠肺的帮助而产生。他认为纯净的精气具有火一般的潜力，是吸进的空气与血中物质的混合物。

塞尔维特研究过哲学、解剖学，另外还研究过其他十几种不同学科。塞尔维特才高八斗，知识渊博，性情高傲，敢于斗争，所以不因循守旧，提出了一些颇不和谐的宗教见解，比如他宣称基督教三位一体的说法实属虚妄。当时宗教改革兴起，但三位一体这样的概念是新旧派系都认可的教义的根本，塞尔维特的说法将两边都得罪了。而让教会不能容忍的是他对"三位一体"（信奉圣父、圣子和圣灵）的教义进行攻击，明目张胆地亵渎神灵，伤害教会，让基督教新旧各派都吃不消。教会为了维护"上帝的权威"，指控塞尔维特是特别危险的"异端分子"，他的著作是具有煽动性的"狂妄恶魔的异端邪说"。教会决心要跟他算总账，以打击其嚣张气焰。又由于他狂热地宣传肺循环理论，公开批判盖伦的学说，又激怒了盖伦一大批实力强大的"粉丝"，盖伦的权威不容置疑和冒犯，这伙人也不会饶过他。

大难临头不回头

塞尔维特眼看形势不妙，连夜出逃，辗转数日到达日内瓦。为此教会法庭对他做出缺席判决，判处火刑，把他的模拟像和著作"用圣火慢慢地烧成灰烬"。塞尔维特之所以逃往日内瓦，是因为日内瓦的宗教氛围相对来说比较宽容且温和。塞尔维特到了日内瓦后仍不消停，在不同场合还在不遗余力地与教会作对。由于他过分张扬，不到4个月，他在"好友"加尔文的策划下被捕了。经过2个月的监禁、审讯，塞尔维特仍不放弃自己的观点，法庭再次判处塞尔维特（连同他的著作）火刑。1553年10月23日，在日内瓦，塞尔维特昂首挺胸地走向火刑柱。这时有人对他说只要承认错误，为时未晚。但是，塞尔维特断然摇摇头，在临死前毫无惧色，他仅淡淡地说了一句话："我既没有撒谎，也没有犯罪。"刽子手们用铁链把塞尔维特牢牢地捆绑在火刑柱上，把他的所有著作堆在脚下，然后点燃了木柴……有史学家说他是历史上唯一经历过两次火刑的人物。恩格斯曾经说过："塞尔维特正要发现血液循环过程的时候，加尔文便烧死了他，而且活活地把他烤了两个钟头……"当时幸亏有胆子大的人暗藏了三本塞尔维特的著作，一直没敢公开传播。几百年后欧洲人才知道，居然有位神学家塞尔维特，曾经对肺血管功能有这么精湛的认识。关于血液循环的真相，他最终没有抓住它！这是由于无休止的宗教论战耗去了他的大量时间和精力，以及他遭遇宗教和盖伦传统势力双重打击，最终葬身火场，英年早逝。

到了19世纪中期，达尔文发表《物种起源》和《人类的由来》的时候，虽然当时也遭到了教会的激烈反对，但是教会并没有对达尔文进行人身迫害。显然，那时已无法阻挡科学前进，科学在逐步战胜神学。实际上，从16世纪起，维萨里、塞尔维特、哈维等的科学理论已逐步取代盖伦的诸多错误理论，这是历史发展的必然规律。

关于肺循环，还要提到一个人，就是哥伦波。他是维萨里的晚辈，解剖水平相当了得。1559年，他出版了毕生唯一著作，其中有一章说的是肺和血液的关系。他说，从肺到心脏的肺静脉不会只是为了输送真气，而是有血液流动。他在活体动物身上研究心脏二尖瓣，发现二尖瓣能阻止血液从左心室返回肺，所以他认为盖伦说血液能在肺静脉内来回流动是不对的；血液只能单向流动，就是从肺来到左心室。而且，跟塞尔维特和维萨里一样，他在室间隔上也找不到那些神秘的微孔，所以他得出一个结论：血液从右心室来到左心室，或许能经过盖伦说的微孔，但应该也有一部分血液是流经肺，然后从肺静脉来到左心室。哥伦波不敢直接冒犯盖伦，就拐弯抹角地把自己的发现跟盖伦理论掺和在一起，说血液从右心室到左心室的途径，既可以是肺，也可以是室间隔微孔。哥伦波的这种结论其实是一种新的发现。据说，维萨里的另一位学生法布里修斯也提出过肺循环概念。

究竟谁先发现肺循环

历史上有一个非常蹊跷的插曲，不知是真是假。

1924 年，一位埃及医生前往德国弗莱堡大学医学部研究阿拉伯医学史，他在图书馆里发现了一份编号为 No.62243、标题为《对阿维森纳〈医典〉的解剖学注》的手稿，作者是 13 世纪大马士革的著名医学家阿纳菲斯。在手稿中阐述了解剖、病理和生理方面的问题，里面有对肺循环的首次描述。这一消息使肺循环发现的时间由此向前推进了 300 多年，因而阿纳菲斯也被阿拉伯人称为中世纪"最伟大的生理学家""阿拉伯循环之父"。

阿纳菲斯（Annafis，1210—1288）早年在大马士革师从名医，对古希腊、古罗马和阿拉伯著名医学著作均有深入研究，成为大马士革的名医。他还是一名颇具声望的法律专家和神学家。1236 年，阿纳菲斯迁居埃及，被马穆鲁克王朝素丹盖拉温任命为开罗曼苏里医院院长兼宫廷御医。

文献显示，阿纳菲斯最重大的贡献是发现了肺循环。他根据自己长期的临床实践指出，左右心腔之间的隔膜很厚，上面没有看得见的孔道，也不可能有盖伦所说的那种看不见的小孔，右心室的血液不可能直接流入左心室。为了纠正盖伦的谬误，阿纳菲斯对血液循环进行了深入研究，观察到进入左心室的血液是红色的，右心腔的血液只流向两肺，而不是直接流入左心室。

在此基础上，阿纳菲斯于1242年首次提出了肺循环理论，即血液从右心室升温后通过肺动脉到达肺，携带其承载的物质，与空气混合，通过肺静脉再流入左心室，并形成精元。他还是第一位描述冠状血管及其向心肌提供营养的医学家。他写道：心脏的营养物质来自沿着这些血管运行的血液，而这些血管是分布于心脏的……这些描述是非常准确的。

阿纳菲斯对肺循环路径的描述跟真相有相当高的吻合度，但没有任何关于阿纳菲斯从事过人体解剖的记载，他怎么会了解这么多解剖知识，显然不是根据人体解剖和生理实验得出的结论，而是根据情理做的推测。这并不让人感到意外，因为当时阿拉伯世界不允许做人体解剖。

到底是谁先发现肺循环？进一步探究，是不是他们真的发现了肺循环？从历史资料上看，塞尔维特在文艺复兴时期，所处的学术氛围、实验条件，对肺循环会认识得更深刻一些，发现肺循环的可能性更大。文献对阿纳菲斯发现肺循环的过程描述得过于简单，仅通过临床实践，没有解剖观察和实验研究就能知道室间隔的厚度及肺循环路径，这不符合常理，因而难以让人相信他真的发现了肺循环过程，最多是有这方面的猜想或推测。有人猜测塞尔维特可能通过一些手段剽窃了阿纳菲斯的学术成果，因而获得了与阿纳菲斯相同的"发现"，但没有拿出任何可信的证据。

据学者朱石生所著的《沥血叩心：哈维与血液循环论》"血液在循环"中所述，哈维并不知道阿纳菲斯和塞尔维特曾经描述过肺循环通路，但哥伦波的说法他是知道的，他认为这些猜测言之有理，只是需要有确切证据。哈维在原有掌握资料的铺垫下，按照哥伦波的假说，进行一系列的动物实验，证实了肺动脉的血液进入肺，经过肉眼看不到的无数小孔渗透到肺静脉，然后返回左心室，这是唯一的通路，符合哥伦波的猜测。

朱石生还谈到对肺循环的看法：血液循环包括体循环（血液向人体各处输送养分，带回代谢产物）和肺循环（血液到肺内进行气体交换），两部分联合才构成一个完整环路。阿纳菲斯和塞尔维特只是猜到血液可以经过肺来到左心室，但仍然认为这些血液到了左心室之后，就如同开渠浇灌一样，被播撒到人体各处，一去而不复返。就是说，在他们的认识中，血液能从右心室到左心室，却没有认识到血液能从左心室返回右心室。没有返回，就没有构成一个环路，所以阿纳菲斯、塞尔维特的理论其实不能叫作"肺循环理论"，只能称为"肺通道理论"。他们只是意识到肺能让血液通过，对全身血液如何运行并没有概念，所以不能说他们发现了肺循环，但可算作是肺循环理论的萌芽。超越这个局限，真正意识到血液在全身循环的人是哈维。

需要肯定的是，阿纳菲斯、塞尔维特、维萨里和哥伦波的共同贡献是均对盖伦的关于左、右心室的血液是相通的论述提出挑战，为血液循环的发现贡献出了各自的力量，可以说已经有了血液循环理论的萌芽，为哈维的成功打下了基础。

法洛皮奥与死刑犯的契约

在漫长的解剖学发展历程中,尤其是文艺复兴时期,解剖学界涌现出数十位杰出人物,如蒙迪诺(Mondino)、维萨里(Vesalius)、塞尔维特、法洛皮奥等。但据西方解剖学界权威人士评价,法洛皮奥(Fallopius,1523—1562)在解剖学上的成就少有人能够比肩,仅比维萨里的名气略微逊色,可以说是那个时代欧洲最伟大的解剖学家和外科医生之一。

死刑犯怎么个死法,你们协商!

欧洲文艺复兴时期,意大利的人体解剖解禁时间比其他欧洲国家早得多。法洛皮奥因其公认的学术名气和广泛的社交关系,特别是与意大利大法官的关系非同一般,因而受益匮浅。尽管当时用于解剖教学的尸体不足,但他想用尸体进行解剖却是小事一桩,这种得天独厚的优势,为他的解剖学研究提供了很多便利,因而获得大量解剖学资料。没有人统计过法洛皮奥解剖了多少具尸体,他自己也记不清楚具体数目。他通过解剖首先发现并描述的结构,或更正前人错误的描述理论有数百处,用他的名字命名的器官也达上百个。在这一方面他超过了维萨里。

1530年初夏的一天,意大利大法官告诉法洛皮奥,海关抓到一个走私鸦片的罪犯,要判处死刑。法官对法洛皮奥说:那就交给你了,可以按你觉得合适的方式把罪犯处死并解剖。法洛皮奥欣然接受。当时意大利执行死刑的方法有多种,如斩首、绞刑、火刑、剥皮、活埋等,法洛皮奥感觉都不太人道,也不方便。于是法洛皮奥征求罪犯的意见,最后二人协商一致,选择了罪犯熟悉的东西,即相对人道、痛苦较小而又简便的吸食过量鸦片的处死方式获得了这具尸体并将其解剖。这种死刑契约,在世界上可能是独一无二的,真是不可思议!

法洛皮奥对解剖学的贡献

法洛皮奥生于意大利北部城市摩德纳,幼年受过良好的教育,但在父亲过世之后,家庭遭遇财政危机,他只得委身去教会工作,初为教士,于1542年在他的家乡晋升为牧师。当财务状况得到改善后,他转向当时欧洲最好的医学院之一——费拉拉大学学医,于1547年毕业,获得医学博士学位,毕业后短期游学欧洲各国;1548年在比萨大学任解剖学和外科学教授;1551年任帕多瓦大学教授,成为维萨里的同事和忠实粉丝。法洛皮奥的学识颇受校方赞赏,获准主持解剖教学工作,直到罹患肺结核限制了他的活动为止。1560年,他作为威尼斯使团的医生访问巴黎,做学术交流。1562年10月9日,法洛皮奥因结核病所致的胸膜炎发作而不治身亡。

　　法洛皮奥是一位杰出的解剖学教授兼外科医生,也是多才多艺的学者。生前以外科医生闻名,身后却以解剖学家著称。维萨里奠定了近代解剖学基础,而法洛皮奥由于又有诸多新发现,继承、充实了维萨里的解剖学理论。他虽然非常崇拜维萨里,但对其在解剖学上的某些观点或认识仍然敢于提出批评,如他纠正了维萨里关于大脑动脉起始部位的说法。法洛皮奥不仅解剖成人尸体,还对许多儿童、新生儿和胎儿尸体进行解剖观察。

　　当时盖伦的解剖学理论是绝对权威,任何一个人若要怀疑或否认这一权威都将遭遇打击,甚至身败名裂,就像哥白尼宣称地球是球形一样的遭遇。法洛皮奥是文艺复兴时代最勇敢的解剖学先锋之一,他毫不犹豫地指出盖伦的理论教条,推翻了盖伦的许多解剖学观点,如对子宫描述的错误等,言辞甚至比维萨里还要犀利。1561年,他用拉丁文出版了《解剖学观察》,系统描述了人体解剖及其功能,纠正了前人许多解剖学错误,弥补了维萨里《人体的构造》中的一些缺失。其后他的遗作于1584年在威尼斯出版,1600年在法兰克福出版,1606年又在威尼斯出版,进一步完善了维萨里的解剖理论体系,与维萨里共同奠定了近代解剖学基础。

法洛皮奥对男性、女性生殖器官的研究尤为深入,在这一领域中具有很高的权威性。输卵管的名称最早由古希腊解剖学家希罗菲卢斯提出,但几乎没有相关的形态学描述。第一次对人类输卵管的精确描述见于法洛皮奥的《解剖学观察》,他称为子宫喇叭,给予具体详细的描述:"那是条起自子宫角的生殖管道,纤细苍白富含纤维,走行逐渐上升,弯弯曲曲逐渐扩张达末端,末端呈红色肉质,裂口参差不齐,就像破旧的衣袖边缘。仔细分离并切开它的开口,样子和一个黄铜喇叭口相似,这对生殖管道就好像这种经典乐器的弯曲部分,我权且把它称作子宫管。这种结构不单单见于人体,在我解剖过的其他动物如牛和羊的体内同样存在。"这与我们现在对输卵管的描述非常接近。为了纪念他对输卵管的详细描述,输卵管又称为"法洛皮奥管"。法洛皮奥也对面神经管进行过深入细致的观察,故面神经管也被称为"法洛皮奥面神经管"。

法洛皮奥在仔细观察人体结构时,已开始注意到组织学和功能上的问题。他比维萨里更详细地描述了听觉器官,发现了听神经及舌咽神经、半规管,并命名了阴道、胎盘、阴蒂、腭及耳蜗;分析和记录了前庭窗、圆窗、耳蜗及前庭阶、鼓阶等内耳复杂结构的形态和相互之间的关系，并对鼓膜、中耳、听小骨的功能做了详细的解剖学描述。他是第一位使用反射镜观察耳内部结构的解剖学家；发现眼睛的泪管和毗邻的筛骨；系统地描述了视神经、三叉神经的走行和分布；详细观察了眼部肌肉；区别硬腭和软腭；对舌部肌肉进行命名。法洛皮奥最先弄清楚肌肉由肌纤维和结缔组织组成。首先描述了小肠的环状襞。在对牙齿的研究中，他首次明确描述了乳牙的牙包，牙的生长方式，再生牙更换初生牙问题，并否认牙齿和骨骼为同一组织起源的说法。他对骨骼发育的最大贡献是描述了枕骨、胸骨及髋骨初级骨化中心的形成。他观察到膀胱和胃肠一样具有三层肌束，膀胱内括约肌可以控制排尿。

法洛皮奥指出处女存在处女膜，发现并描述了阴蒂，最早认识到阴蒂和阴茎在结构和功能上的相似性；准确地描述了卵巢、子宫和输卵管的相互关系；描述了精囊是成对的男性器官；描述胎盘、卵巢黄体及子宫圆韧带的结构。他最大的贡献是首次发明"阴道"这个词汇，将子宫与阴道区分为两个器官。此前的认知把阴道算为子宫颈，由此法洛皮奥推翻了阴茎进入子宫中交媾的流行观念。

法洛皮奥的学生中成才的也不少，如法布里修斯最早报道静脉瓣，也是胎生学奠基人；科伊特成为出色的比较解剖学家。后人认为法洛皮奥的理论是马尔比基成功的重要启蒙。

解剖那些事
——人体、解剖刀与羊皮纸

多才多艺的法洛皮奥

法洛皮奥多才多艺，兴趣广泛，不仅专注人体解剖学和外科学，他还教授写作、化学和植物学，至今植物学的蔓蓼属仍以他的名字命名。在此期间他花了不少时间在佛罗伦萨的美第奇动物园解剖狮子，从而纠正了亚里士多德关于"狮子的骨头全是骨质没有骨髓"的错误论断。

今天，艾滋病的可怕后果让使用安全套成为常识。据记载，公元前4000年的古埃及人也凭借他们过人的智慧，为了预防梅毒，发明了羊膀胱、鱼皮、鱼鳔等多种材质的安全套。在16世纪初期，梅毒以惊人的速度肆虐欧洲。为预防梅毒的传播，法洛皮奥发明了一种包裹龟头和包皮的浸药亚麻布安全套，他甚至给这种安全套系上一条粉红色的丝带，起到吸引异性的作用。在他的报道中有1100多名男人试用他的亚麻布安全套，并宣称"我以永恒的上帝为证，他们没有一人被感染"。这也许是最早宣传安全套功效的临床试验结果了。此后，这种安全套流行了300多年。后来，随着橡胶工业的兴起，原始的安全套被廉价、安全、用户满意度更高的橡胶安全套所取代。

虽然法洛皮奥去世时年仅39岁，但他在解剖学领域的许多贡献为后人敬仰，他的名字和许多解剖学名词连在一起。在生命的后期，法洛皮奥将自筹经费组建的解剖研究室和自己的财产全部捐赠给学校，以支持解剖学事业。

罗斯福与小儿麻痹症

谁是小儿麻痹症的"零号病人"?年代久远,无法溯源。

发现小儿麻痹症

公元前 1403 年,一幅著名的古埃及第十八王朝的石版画上,雕刻着一位右下肢肌肉萎缩、使用拐杖的长老。这幅画被认为可能是最早反映小儿麻痹病态的可考证文献。

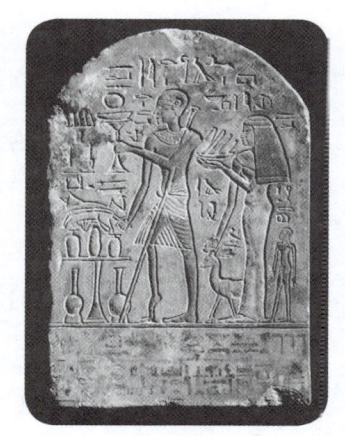

患有小儿麻痹症的长老使用拐杖走路

发现脊髓灰质炎病毒

132年前，人们还没听说过"病毒"二字，更不知道小儿麻痹症是病毒感染导致的。

人们知道脊髓灰质炎病毒才短短130多年，实际上，可能是自盘古开天地以来，这种病毒就如幽灵般一直伴随着人类，不时兴风作浪，肆虐人间，谁也说不清楚因这种病到底死亡或残疾多少人。在人类社会的局部，要么因为无知带来的惧怕需要找到宣泄的出口，要么因为不可言明的政治目的，为了找出是谁带来了"零号病人"而互相归罪指责，甚至大打出手。中世纪的欧洲，流行病肆虐，包括伤寒、天花、小儿麻痹等在内的传染病，由一国传到另一国，很快就在欧洲蔓延开来。国与国之间相互埋怨，甚至为此开战。民间谣言四起，甚至有人说是哥伦布将新大陆的疾病带到了欧洲……

1789年，英国医生安德伍德对小儿麻痹症做了临床描述，他称这种疾病为"下肢衰弱"。1840年，德国骨科医生海涅首次将小儿麻痹造成的瘫痪与其他形式的瘫痪分开，称之为小儿脊髓麻痹。1887年，瑞典学者梅丁走出对个体的研究，将其视为流行病，从流行病学的角度记录了斯德哥尔摩的一次流行过程，首次报道了小儿麻痹的流行病学特点及并发症。

1892年，俄国病理学家伊万诺夫斯基（1864—1920）在研究烟草花叶病的病因时，推测这种病可能是由细菌引起的。他将患花叶病的烟草榨出汁液，用不能将细菌滤去的过滤器进行过滤，再用过滤后的汁液去感染正常的烟叶，结果发现正常的烟叶也能患病。这表明烟草花叶病不是由细菌感染引起的，而是由比细菌还小的微生物引起的，他把这种微生物叫作"病毒（Virus）"。这是人类发现的第一种病毒。1898年发现的第二种病毒是动物口蹄疫病毒。1901年发现的黄热病毒首次证实对人类有致病性。人们对这种通过光学显微镜无法看到的微生物一无所知。在此之前，人们根本没有把小儿突如其来的肌肉麻痹、肢体瘫痪这些症状与一种只能在活细胞内繁殖、微小且结构简单的微生物联系起来，直到1908年，在病毒这一概念被人们接受10年后，奥地利医生兰德斯坦纳和波普尔才从小儿麻痹脊髓组织中获得样本，并通过接种给猴子，进而分离出病毒，最终将小儿麻痹与这种病毒关联起来，起名为脊髓灰质炎病毒。由于是脊髓灰质炎引起小儿麻痹，又有了另一个名字：小儿麻痹症。后来人们进一步研究才知道，脊髓灰质炎病毒属于微小核糖核酸病毒科的肠道病毒，直径仅 20~30 nm。

脊髓的结构

脊髓是中枢神经的一部分，位于椎管内，呈长圆柱状，全长 41~45 cm。上端与脑相连，下端在婴幼儿平第二腰椎。

在脊髓的横切面上，位于中央部的为灰质，位于周围部的为白质。灰质呈蝴蝶形，每一半由前角、侧角和后角组成。前角内含有运动细胞，发出的神经纤维支配骨骼肌随意运动。侧角内含有内脏运动细胞，支配平滑肌运动。后角内含有感觉细胞，接收人体所受的各种刺激，上传到大脑感觉中枢。脊髓灰质炎病毒专门侵犯脊髓灰质前角的运动细胞，使患者失去运动功能，而平滑肌运动和感觉功能不受任何影响。灰质外侧的为白质，主要由感觉和运动神经纤维组成，像电缆一样把脑与全身其他器官联系在一起。来自四肢和躯干的各种感觉冲动，通过脊髓上行纤维传导到脑；脑的信息通过脊髓的下行纤维，支配全身的随意运动。

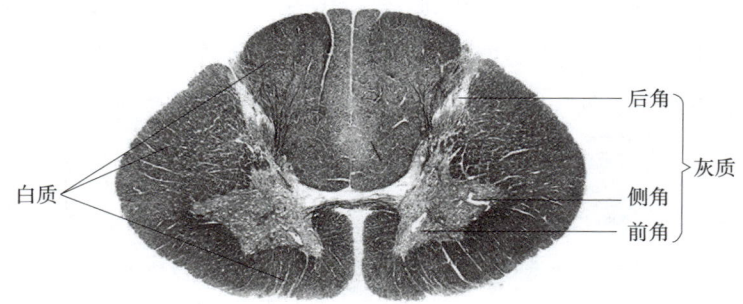

脊髓的结构，脊髓灰质炎病毒专门侵犯脊髓前角运动细胞

脊髓灰质炎病毒的传播途径

急性期患者和健康带病毒者的粪便为最重要的脊髓灰质炎病毒来源，隐性感染者（90%以上）及轻型无麻痹症患者

是最重要的传染源。患儿粪便中的病毒可生存2个月。多种因素可影响疾病的结局，如受凉、劳累、损伤、手术及免疫力低下等，均有可能促使瘫痪的发生，成人患者病情较重，多发生瘫痪，如美国前总统罗斯福。

人是脊髓灰质炎病毒的唯一自然宿主，也就是说，其他脊椎动物不会得脊髓灰质炎。脊髓灰质炎病毒经口进入人体，一天内即可在扁桃体、肠壁淋巴组织等处生长繁殖，并向局部排出病毒。若此时人体产生大量特异抗体，可将病毒控制在局部，形成隐性感染；否则病毒进一步侵入血流，在第3天到达各处非神经组织，如呼吸道、肠道、肾、肝等处，在全身淋巴组织中尤多，并于第4~7日再次大量进入血循环，如果此时血循环中的特异抗体已足够将病毒中和，则疾病发展到此为止，仅有上呼吸道及肠道症状，而不出现神经系统病变。少部分患者可因病毒毒力强或血中抗体不足以将其中和，病毒可随血流通过血脑屏障侵犯中枢神经，主要是脊髓，病变严重者可发生瘫痪。偶尔病毒也可沿外周神经传播到中枢神经。感染后初期症状有发热、疲乏、头痛、呕吐、颈部僵硬以及四肢疼痛。在疫苗诞生之前，本病是最恐怖的儿童传染病之一。

小儿麻痹症患者——罗斯福

小儿麻痹症最知名的患者就是美国前总统罗斯福。罗斯福还是参议员时，英俊潇洒，才华横溢，深受人民爱戴。1921年夏天，38岁的罗斯福在加勒比海度假、游泳，其后出现高热、全身疼痛、腿部麻痹，动弹不得。经医生诊断，罗斯福患上了小儿麻痹症。面对人生这一巨大挫折，罗斯福表现出极大的勇气。医生对他说：你可能会丧失行走能力。罗斯福回答说：我还要走路，我要走进白宫。罗斯福忍受着肉体和精神上的极大痛苦，顽强地与疾病抗争，几乎每天都坚持不懈地锻炼，他学会了操纵轮椅、使用拐杖走路，掌握了一些移动身体的新方法，力图通过不断地锻炼来恢复体力。经过3年的努力，尽管身体康复大半，可罗斯福的双腿仍不听使唤，仍然不能像健康人那样走路，最后不得不坐在轮椅上。此时，他的母亲极力主张他回到纽约州的庄园，像他父亲那样做一辈子乡绅，悠闲地度过余生。但身残志坚的罗斯福不因身体残疾而自卑，更不会改变他的人生理想，他的目标非常明确——走进白宫，成为美国总统。

在竞选总统之前，罗斯福没有掩盖他的诊断，没有淡化他生命中的苦难角色，也没有在讲台后面隐藏他无力的双腿，或者依靠助手或儿子来帮助他站立在公共场合，抑或订购秘密的设备来弥补他坐在轮椅上的形象。在与疾病斗争中，他还表现出非同寻常的乐观，他经常给孩子们看他萎缩的腿，告诉他们每一块受到影响的肌肉的解剖学名字。

第一次竞选总统时，他对助选员说：你们布置一个大讲台，我要让所有的选民看到这个得小儿麻痹症的人可以"走到前面"演讲,不需要任何拐杖。当天,他穿着笔挺的西装,面容充满信心,从后台走上讲台。他的每次迈步声,都让每个美国人深深感受到他的坚强的意志和百倍的信心。总是以自己本身某部分的缺陷限定自己能力的人是不聪明的,那只是找借口来掩饰自己害怕失败的心理。罗斯福坚信,生命本身是一种挑战,即使自己有缺陷,只要不认输,努力去证明自己的本领,一定能获得成功。由于他不懈的努力,他终于在46岁时当选为纽约州州长。4年后,他又勇敢地参加美国总统竞选,并以高票当选,其后蝉联了4届,成为美国人公认的最伟大的总统之一。

脊髓灰质炎大暴发

20世纪上半叶,在北美、欧洲各地,成千上万名儿童起初出现不明原因的发热,随后无法自主呼吸、瘫痪,有的甚至死亡。据记载,1916年6月17日,纽约正式宣布暴发流行性脊髓灰质炎,病例多达9000人,死亡2343例。1944年美国威斯康星州最大城市密尔沃基的学校里,往日满是童声的教室,座位每天都会空出几个,有的因为隔离,有的因为患病,没有人知道哪一天"同桌的你"会消失。有一天,一位老师只给一名学生上课,这场景令人唏嘘、沮丧。1952年的脊髓灰质炎大流行,仅美国一地报道的病例就有57628例,整个社会笼罩在恐怖之中。

当时人们对脊髓灰质炎的肆虐束手无策。而这一事件的转折点是美国总统罗斯福吹响了与脊髓灰质炎战斗的"集结号"。

作为一名小儿麻痹症患者，罗斯福深知该病对患者造成的巨大伤害，因此当选美国总统后，他大力推动美国对小儿麻痹症的研究，这对小儿麻痹症患者的康复治疗及后来的疫苗研究都产生了积极的影响。1938年，罗斯福建立了小儿麻痹症国家基金会，用于疫苗的研制，并通过新闻媒体提出了募资倡议，呼吁大家将自己手中的10美分零钱捐出来，为立志研究小儿麻痹症的科学家们提供研究基金，"一人10美分运动"就此成为一个年度事件。从1938年到1962年，基金会共接收捐款6.3亿美元。

1948年，由恩德斯领导的波士顿儿童医院团队在人体组织中成功培养出脊髓灰质炎病毒。1954年，恩德斯与同事罗宾斯、韦勒因这项贡献获得诺贝尔生理学或医学奖，以表彰他们在实验环境下培养出脊髓灰质炎病毒的成就。

攻克脊髓灰质炎疫苗

在基金的支持下，多个科研团队开始研究小儿麻痹症疫苗。牛痘遏制天花的经验表明，疫苗已成为人类对付病毒的"杀手锏"。乔纳斯·索尔克在匹兹堡大学组建了一个由6人组成的研究团队，开始研究不同类型的脊髓灰质炎病毒，在这个过程中他看到了将该项目扩展到开发小儿麻痹症疫苗的机会。和当时大多数用减毒活疫苗的科研人员不同，索尔克使用灭活病毒做疫苗，用了近9年的时间，于1953年成功研制出第一个脊髓灰质炎疫苗，这是继天花疫苗、白喉疫苗和流感疫苗后，疫苗研究的又一次重大突破。这是一种灭活疫苗，即把病毒杀死后制备成注射用疫苗。首批志愿者是索尔克本人、夫人和他们的孩子，结果都产生了抗体，且没有出现不良反应。1954年，美国有200万儿童接受了索尔克的疫苗接种实验，结果表明这种疫苗保护儿童免受脊髓灰质炎病毒侵害的有效率达80%~90%。1955年，第一支安全有效的脊髓灰质炎疫苗正式诞生。随后的一段时间，应用这种疫苗成为预防脊髓灰质炎的标准手段。小儿麻痹症疫苗的研制成功，是现代医学史上的一次飞跃。

美国儿科医生萨宾也获得了小儿麻痹症国家基金的支持，研发了减毒活疫苗，经口服给药，通常是以糖丸的形式，相比索尔克的疫苗具有某种优势。萨宾在许多受试者身上进行实验，包括自己的家人和联邦监狱中的囚犯。与索尔克同步开展研发的萨宾认为，只有活的病毒进入人体后才能让接种者得到免疫力。然而，萨宾的"活"疫苗慢了一小步，有了索尔克的疫苗，政府就不再继续支持他了。无奈，他只能去其他国家寻求合作。1959年，在苏联的支持下，萨宾与俄罗斯科学家丘马科夫合作，在苏联完成了一项1000万儿童参加的大规模临床试验，验证了疫苗的有效性和安全性。截至

20世纪60年代,萨宾的口服脊髓灰质炎疫苗在许多国家成为标准疫苗。

脊髓灰质炎病毒主要侵犯脊髓,患者多为1~6岁的儿童。有些人可能会纳闷,不是说了"小儿麻痹症"嘛,怎么罗斯福还会得小孩子的病呢?确实,成人发病的较少,最多百分之一,罗斯福有点不走运。

脊髓灰质炎疫苗就是用于预防小儿麻痹症的疫苗,现在使用的疫苗有两种,一种是中国目前正在使用的脊髓灰质炎减毒活疫苗,也就是大家熟悉的"糖丸",它由活的但致病力降低的病毒制成;而另一种是灭活脊髓灰质炎病毒疫苗,是用死病毒制成的疫苗。

在脊髓灰质炎疫苗问世之前,几乎所有儿童都有可能被脊髓灰质炎病毒感染。小儿麻痹症早期的症状主要是发热,这使很多家长误会,以为是普通感冒。在感染的患者中,约1%会终身残疾,5%~10%的患者会因为呼吸肌麻痹而死亡。

中国脊髓灰质炎糖丸的诞生

20世纪50年代,脊髓灰质炎疫情在中国各地时有暴发,感染数以万计的儿童。

顾方舟(1926—2019)对脊髓灰质炎的预防研究长达42年,是中国研制口服活疫苗的功臣,被称为"中国脊髓灰质炎疫苗之父"。1957年，顾方舟教授首次用猴肾组织培养技术分离出病毒。1958年，顾方舟从患者粪便中分离出脊髓灰质炎病毒并成功定型，为免疫方案的制订提供了科学依据。

1959年初，顾方舟受命前往苏联学习脊髓灰质炎病毒疫苗研制方法和生产工艺。顾方舟以科学家的胆识和理性判断，向卫生部（现卫健委）写信建议，选择未被证明安全且没有成熟生产工艺的减毒活疫苗，并亲自把毒种从苏联带回国。

1959年12月，脊髓灰质炎活疫苗研究协作组经卫生部批准成立，顾方舟担任组长。疫苗研发从零开始，团队克服物资匮乏、环境艰苦的困难，终于获得疫苗小样。疫苗临床试验开始，冒着可能瘫痪的危险，顾方舟喝下了第一瓶疫苗溶液，实验室的其他人也跟着加入试验。疫苗对大人无害，对孩子的安全性又如何呢？顾方舟的口述回忆史中记载："当时我儿子小东刚好不到1岁，符合条件。我自己的孩子不吃，让别人的孩子去吃，这不大仗义。"

1960年，经过动物实验和人体试验，中国团队研制出脊髓灰质炎活疫苗。在顾方舟主导的脊髓灰质炎免疫策略中，全中国的孩子疫苗接种一个也不能少。疫苗口服率要达到95%才能形成免疫屏障。远在西藏高原、新疆大漠、贵州深山的孩子都要无一例外地进入防护屏障。顾方舟教授把毕生的精力投入消灭脊髓灰质炎这一儿童急性病毒传染病的战斗中，制造出中国的"糖丸疫苗"，为中国消灭脊髓灰质炎这一伟大工程作出了杰出贡献。

2000年，世界卫生组织宣布西太平洋地区已经消灭脊髓灰质炎，这与有着十几亿人口的中国用脊髓灰质炎疫苗形成有效的免疫屏障密不可分。这个与人类周旋了几千万年的病毒会否死灰复燃？对于病毒本身而言，它绵延不绝的一个秘密在于，90%以上携带者是隐秘的，这些隐秘感染者没有任何症状，却是病毒的秘密栖息地，使其保存有生力量，等待时机卷土重来。对于环境的变化和迁移，病毒"隐秘"地见缝插针。我国已于2000年实现了无脊髓灰质炎的目标，但在全世界范围内消灭脊髓灰质炎之前，仍存在输入性感染风险。因此，儿童还要定时口服糖丸疫苗，筑起预防小儿脊髓灰质炎的铜墙铁壁。

三巨头的卒中

公元前400年,希波克拉底在临床实践中发明了apoplexy(卒中)一词,意为病人像是被闪电击中一样,突然倒下,不省人事,但是不明就里。直到2000年后的1658年,瑞士学者维普夫(Wepfer)首次推测卒中可能是因为脑血管出血或阻塞造成的,随即开创了"脑血管解剖与脑血管疾病相结合"

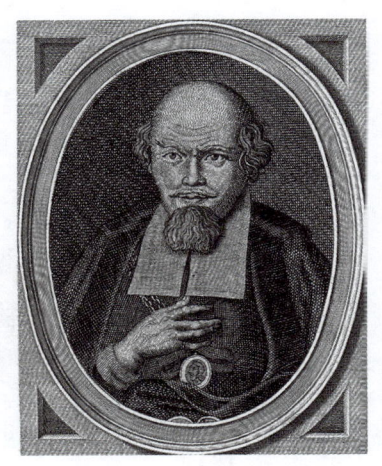

维普夫:卒中研究的祖师爷

的研究方法,即现在的"临床解剖学",成为卒中研究的先驱,被后人奉为"卒中研究的祖师爷"。

卒中是什么?

卒中又称中风,包括脑缺血性卒中和脑出血性卒中。前者是脑动脉闭塞(或梗死)使该动脉供应区的脑组织因缺血出现的一系列症状;后者是脑动脉出血压迫邻近的脑组织而出现的一系列症状。卒中是一种常见病,因发病率高、致残率高、致死率高、复发率高而受到医患双方的高度关注。高血压是卒中的罪魁祸首。近50年来,中国进行数次大规模的高血压患病率调查,结果显示,高血压患病率逐年升高,相应的脑卒中发病率同步升高。中国现有卒中病人约1300万,每年新发卒中病例约200万,卒中与心肌梗死已经跃升为我国老年人死因的并列第一位。城市脑血管病患病率有所下降,农村的仍呈明显上升趋势,整体上以每年约8.7%的速度增长。

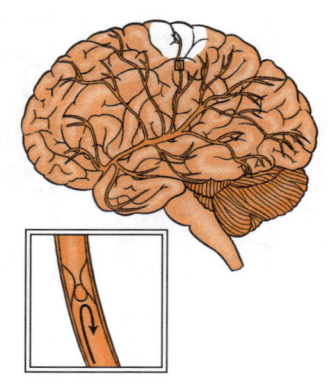 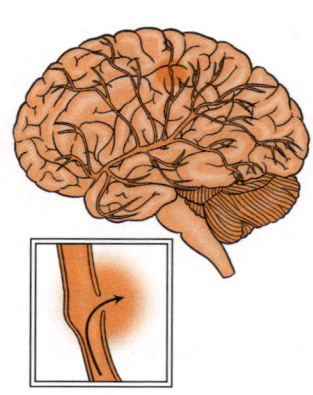

A. 缺血性卒中(脑梗死,占70%)   B. 出血性卒中(脑出血,占30%)

卒中分类

哪些脑动脉容易出问题？

卒中发生在脑动脉。脑动脉来自颈内动脉和椎动脉，颈内动脉经颈动脉管进入颅内，椎动脉经枕骨大孔进入颅内。颈内动脉发出左右大脑前动脉、大脑中动脉，椎动脉汇合成一条基底动脉，再分成大脑后动脉。左、右大脑前动脉靠前交通支相连，颈内动脉通过后交通支与大脑后动脉连接，这样就构成了脑底动脉环，大脑前、中、后动脉又向大脑发出皮质支（供应脑表层的皮质）和中央支（供应脑深部的髓质和神经核）。

大脑前动脉发出后，向内前方走行，沿途发出的中央支主要供应下丘脑及周围的脑组织，皮质支供应大脑半球内侧面前部及背外侧面大部。大脑中动脉分出很多细长、弯曲的中央支，供应内囊，又称内囊动脉（内囊由支配全身感觉和运动的神经纤维组成）。这些分支最易因动脉硬化而破裂，故又称出血动脉。出血后典型的症状是出现三偏征（对侧肢体瘫痪、感觉丧失、偏盲），在所有的脑出血病例中，内囊动脉出血危害最为严重。由于左右大脑半球各自支配对侧半身，故左侧半球出血，右半身出现三偏，反之亦然。如出血发生在不太重要的部位，症状则不明显或无症状。大脑中动脉分出的皮质支分布于大脑半球背面的大部分。左、右大脑后动脉发出的分支主要分布于大脑枕叶、脑干和小脑。

早在16世纪，意大利解剖学家法洛皮奥曾首次描述脑底动脉环，但未有绘图。英国人威利斯（Willis，1621—1675）是17世纪著名神经解剖学家，之所以选择大脑解剖研究，是由于他认为通过对脑的解剖可以了解灵魂的位置。他最著名的著作是1664年出版的《大脑解剖》，书中描述的大脑解剖结构非常准确，插图堪称完美，对后来大脑和神经科学的研究影响深远，因此他被尊称为临床神经科学的先驱。正可谓"大脑解剖起，神经科学兴"，这些工作为其后英国和法国建立近代神经科学打下了坚实基础。尽管威利斯不是第一次对脑底动脉环给出详细的描述，但画出了准确的解剖图，对其功能也进行深入讨论，为以后脑血供的研究作出了贡献，所以脑底动脉环被命名为威利斯环（circle of Willis）是实至名归。人们通过威利斯环记住了威利斯，这也正是威利斯环重要性的体现。

在正常情况下，组成脑底动脉环的各动脉内血流方向恒定，各走各的路，互不混合，只是在某动脉近端血流受阻（血栓或受压），环内各动脉间出现压力差时，脑底动脉环才发挥其侧支循环的作用，即正常动脉内的血流向动脉受阻处以远流去，代偿血液供应。大脑前、中、后动脉皮质支之间也有密如蛛网的交通支，起到部分侧支循环作用。但在急性脑梗死时，这些侧支循环也难以马上解决脑缺血区的血供问题。

卒中的原因

早在 1932 年,有学者对血压水平与卒中发病的关系进行过分析,发现卒中病人血压水平都比较高,尤其是舒张压高于 115 mmHg 时。由于当时不知其发病原因,医学界束手无措。1948 年,美国弗雷明汉心脏研究所开始对血管性疾病进行流行病学调查,经过 10 年探索,确立了高血压为心血管疾病发病的重要危险因素,但直至 1970 年才阐明高血压与卒中之间的关系。

卒中的发病机制是脑部血管突然破裂或血管阻塞而导致大脑缺血缺氧,高血压、动脉硬化、糖尿病、高血脂、长期酗酒及压力大的人群都属于高危人群。

动脉硬化与高血压、高血脂有关。血液中胆固醇含量过多,沉积于动脉管壁,造成动脉血管壁硬化、变厚、脆性增加,或管腔狭窄,直至完全堵塞。最有价值而简便的诊断方法是眼底检查,眼底视网膜血管的变化可反映颅内、心脏等器官细小动脉的病理变化。

清晨血压每升高 10 mmHg,卒中风险增加 44%,发病率是其他时段的 4 倍。"时间就是生命",在缺血性脑卒中发生后,对病人的救援每延迟 1 分钟,就会有约 200 万个脑细胞死亡。因此,紧急疏通堵塞的血管,对保护脑细胞、减少后遗症非常重要。而对于出血性脑卒中,要立即降低血压，马上止血，有条件的可紧急手术，取出血块，解除对神经组织的压迫，特别是内囊处的出血，这对于挽救生命、减少后遗症及早期康复同样重要。

为什么有人得了卒中，没有明显症状，好似正常人，而有的人出现瘫痪，甚至死亡。这与阻塞血管的粗细或出血的位置和出血量有关。阻塞小血管或出血较少，且发生在脑功能不太重要的部位，症状就比较轻或无症状，而阻塞或出血发生在功能重要部位（如分布于内囊的动脉），症状就非常严重，可能出现三偏症状或死亡。

三巨头为什么会卒中

第二次世界大战后，高血压被广泛关注的重要契机是战胜国的三巨头即美国的罗斯福、苏联的斯大林和英国的丘吉尔的卒中。

罗斯福在 1933 年就任总统时的血压是 140/100 mmHg，但在美国卷入世界大战时，战事的紧张导致罗斯福的血压一下子猛窜到 188/105 mmHg，但他的医生认为这一变化"在他这个年龄是正常的"。毕竟，当时血压升高被医学界认为是自然衰老过程的一部分，考虑到罗斯福的年龄，舒张压在 100 mmHg 是可以接受的。随着战争的白热化，罗斯福表现出明显的体力不支。1945 年 4 月 12 日上午 10 时许，正接受采访的罗斯福的血压一下子飙升到 300/190 mmHg，他突然感到剧烈头痛，从椅子上跌落下来，经诊断为出血性脑卒中，虽全力抢救也无济于事，享年 63 岁。

斯大林早就患有严重的高血压。就在他发病前 24 小时，他还洗了一次蒸汽浴，对于高血压病人来说，这可是大忌。1953 年 2 月 28 日，斯大林邀请一众官员到克里姆林宫看电影，之后又去近郊的别墅吃大餐。这顿饭吃到次日凌晨。斯大林已略有醉意，但心情极佳，没有任何会出意外的迹象。但不久斯大林出事了，右半身不能动弹并失语。虽经千方百计抢救，但回天乏力，3 月 5 日晚上 9 点 50 分斯大林停止了呼吸，享年 74 岁。尸检显示，斯大林大脑左半球内大范围出血。斯大林的秘书巴扎诺夫回忆，斯大林的生活方式极其不好，晚年几乎每个晚上他都是在抽烟、喝酒中渡过。斯大林的医生认为，患有严重脑动脉硬化的病人，脑出血几乎是不可避免的。

丘吉尔几乎集不良生活习惯于一身，经典照片都是嘴里叼着一只雪茄，每天抽 13 支古巴雪茄，一生大概抽掉了 25 万支之多。战后他曾经跟手下的司令说：我就是靠抽雪茄保持着百分之二百的状态，指挥你们打胜仗的！饭后 3 杯白兰地下肚，再加上高脂、高热量的饮食，导致丘吉尔患有严重高血压，但到底高到什么程度没有披露过，经历一次次轻度的中风后都幸免于难。尽管如此，保健医生却认为丘吉尔的血压没问题。在他 91 岁高龄时，最严重的一次脑中风来袭，医生们几乎用尽各种治疗措施，但都不见好转，坚持了 13 天，植物人状态的丘吉尔于 1965 年 1 月 24 日早上 6 时停止了心跳呼吸。据说临死的时候他的嘴里还叼着大号哈瓦那雪茄。

三巨头的共性是生活没规律，压力大，而且都患有严重高血压。那我们不禁要问为什么当时没有用最好的降压药治疗呢？我们回过头来看一看，在 20 世纪 40 年代，医学界一直认为"高血压是身体的一种代偿机制"，是自然衰老过程的一部分，不需要治疗。经典的教科书《心脏病学》中，将血压不超过 210/100 mmHg 定义为良性高血压，这个标准以下的血压都被认为是正常的。

80 多年后的今天，当人们回顾这段历史时，不由感慨地说，历史的发展规律虽然不以人的意志为转移，但是我们有理由相信，如果他们三人没有死于卒中，当今世界的格局可能会是另一番风景。

卒中改变家庭命运

高血压病人一旦出现卒中，情况凶险，正如人们所说"非死即残"，重者可能在短期内丧命，或呈植物人状态；轻者卧床不起或行走不便，生活不能自理，也对其家人带来肉体、精神和经济上的折磨。卒中发生在普通百姓身上，对多数病人来讲，带来的是残酷的精神折磨、生活质量下降与梦想的毁灭，给普通家庭带来严重拖累和难以接受的经济负担,也是一座"难以逾越的大山"。那真是"一人中风,全家卒中"。

卒中的预防

如果已经患上了高血压,就要时常预防卒中的发生。用降压、降脂等药物治疗的同时,生活上的预防措施仍是不可或缺的,而且应该贯穿于生活的每一天。

缓慢起床:早晨醒来不要急于起床,先在床上仰卧,活动一下四肢和头颈部,使四肢和全身血管恢复适当张力,以适应起床时的体位变化,避免头晕。然后慢慢坐起,稍活动几次上、下肢,再下床活动。起床后饮温开水一杯,稀释血液,以降低因一晚上体内液体丢失而造成的高血液黏稠度。

适当晨练:在天气允许的情况下坚持晨练,不宜快跑或登山,应在平坦的跑道上漫步(2000步即可),或打打太极拳、做做体操,以增强血管的舒缩能力。

清淡早餐:一杯牛奶或豆浆,一个鸡蛋或两片面包,加上清淡小菜即可,也提倡喝麦片鸡蛋粥、小米粥或玉米粥。早餐不可不吃。

午餐吃好:午饭丰盛些,有荤有素,保障营养,但不宜油腻,七成饱即可,餐后应小憩1小时,或闭目养神。如有便秘,要多吃纤维素含量高的食物(黄豆、绿豆、玉米、小米、高粱或燕麦等)和蔬菜(韭菜、芹菜、黄花菜和青椒），水果中的香蕉有利于通便。一定要低盐饮食。

晚餐宜少：吃易消化食物，除主食外，应配些汤类或粥类，不要怕夜间多尿而不敢饮水或进粥食。进水量不足可使夜间血液黏稠度增加，促使血栓形成。如伴有糖尿病，一日三餐要低糖饮食，并按时服用降血糖药物。

睡前泡脚：上床前用温水洗脚，然后按摩足心数分钟，以促进血液循环。上床后闭目静坐 10 分钟，回忆全天的活动，找出不足，次日改进。自然入睡，不要依赖催眠药。

娱乐有节：睡前看电视不超过 1 小时，不看过于刺激的节目，以免影响睡眠。下棋、打牌等娱乐生活要限制时间，不可过于激动或较真输赢。晚上的广场舞不宜太剧烈，不超过 1 小时。

定时排便：养成定时排便的习惯。吸取乔治二世的教训（因便秘时用力排便致血管破裂），如有便秘，切忌急躁、屏气用力。要坐便，这样可持久，蹲位易疲劳。如有习惯性便秘，排便困难，可酌情用些缓泻药或开塞露。

安全洗澡：洗澡时要防止跌倒，水不宜过热，时间不要过长。洗澡次数也不宜过勤，每周 1 次即可。

精神放松：年纪大了，要心平气和，遇事不争高低，尤其已经发生过卒中的患者更应这样。

禁烟限酒：禁烟限酒、膳食少盐、多食新鲜水果蔬菜、有规律地进行身体锻炼对避免卒中非常有效。

季节交替：每年的寒露过后，入夜就呈现出一派初冬景象。气候由凉爽逐渐转入寒冷,尤其是北方供暖地区昼夜及室内外的温差较大,这一季节交替之际容易诱发脑血管痉挛、血压波动及血管内斑块不稳定,这是脑卒中的高发季节。

卒中筛查:筛查是预防卒中的重要措施。现代医学告诉我们,90% 的卒中病人是完全可以筛查出来的,对预防卒中的发生、改变卒中的进程和预后非常有用。卒中筛查适宜年龄在 40 岁以上,有吸烟、嗜酒习惯,肥胖伴有高血压病、糖尿病、高脂血症、高尿酸血症,有卒中家族史的人群,均应定期进行卒中筛查。

卒中筛查检查项目:血脂、血糖、尿酸等血生化检查,以及血压、心电图、血管超声、血管 CT、磁共振等。影像学检查主要是为了评估病人血管健康水平,血管是否有动脉硬化斑块和血管狭窄程度,以及斑块是否稳定,这些可以通过 B 超和高分辨率磁共振血管壁成像、微栓子监测仪来监测。

重视中风先兆,及时采取措施。卒中常见先兆依次为:

· 头晕,特别是突然感到眩晕。

· 肢体麻木,突然感到一侧面部或手脚麻木,有的为舌麻、唇麻。

· 暂时性吐字不清。肢体软弱无力或活动不灵,或某一侧肢体不自主抽动。

· 与平时不同的头痛。

- 不明原因突然跌倒或晕倒。
- 短暂意识丧失或个性和智力的突然变化。
- 恶心呕吐或血压波动。
- 昏昏欲睡，处于嗜睡状态。
- 双眼突感一时视物不清。

如何识别可能会卒中？中美学者合作，提出了中国版的"中风1-2-0"识别法，以便迅速识别卒中病人并即刻展开行动。

看一张脸（1）：卒中刚开始时，90%以上的病人会有口角歪斜、脸不对称的表现。

查两只胳膊（2）：卒中累及单侧大脑半球时，病人会突然出现一侧肢体麻木无力、下垂。

聆听语言（0）：突然说话吐字不清，甚至不会说话。

如果有以上任何症状突然发生，立刻拨打急救电话120，快速送往有卒中救治能力的医院。

对于卒中的发生因素，有的无法干预，如年龄、基因、遗传等；有的可以干预，如高血压，及时对这些因素予以有效的干预，会使发病率和病死率显著降低。

乔治二世的便秘

1760年10月25日清晨,天刚麻麻亮,脾气暴躁、行事傲慢且患有多年便秘毛病的英国国王乔治二世(1683—1760),又如往常一样坐在马桶上。30分钟后,国王面目扭曲,全身发抖,满头大汗,难受万分,然而并没有拉出半点便便来。国王心想:当年我在战场上叱咤风云,所向披靡,脚踹西班牙,手撕法兰西,征服加拿大,拿捏俄罗斯,降服小印度……都从未输过呀,你一坨小小的便便我还治不了你!于是,他气沉丹田,凝神闭目,猛一发力……哎呀!屎没拉出来,心肌倒是梗死了!不可一世的乔治二世,卒了。令人惋惜的是,他没有战死在沙场上,竟猝死在马桶上!

大便的形成

人们每天吃进去的食物通过两种消化方式进行消化，一是机械性消化，二是化学性消化。口腔的咀嚼和胃肠蠕动的碾磨，使食物大块变成小块，大颗粒变成小颗粒，这算机械性消化，都达不到营养物质被吸收的程度。由消化腺（唾液腺、胃肠腺、肝、胰）所分泌消化液中的各种消化酶，将复杂的营养物质分解为胃肠壁可以吸收的简单的化合物，如糖类分解为单糖、蛋白质分解为氨基酸、脂类分解为甘油和脂肪酸等，然后这些营养物质被小肠（主要是空肠）吸收，进入血液和淋巴，这个消化过程叫化学性消化。

大便主要是食物消化吸收后的残渣，在大肠内形成。常言道，吃进去的东西，在小肠（十二指肠、空肠和回肠）内称食物，进入大肠（盲肠、结肠、直肠和肛管）就改名为大便，二者的分界线是回肠与盲肠交界处的回盲瓣。大便的65%是水分，35%是固体。固体物质大多是蛋白质、脂肪、无机物、未消化的食物纤维、消化液残余、肠道脱落的大量细胞和寄生细菌，还有一些维生素类，通过大肠进一步整合，以固体或半固体形式从肛门排出。正常大便形状及硬度与其在结肠存留时间长短成正比。通常呈圆柱形，长10~20 cm，直径2~4 cm，重100~200 g。以食用蛋白质为主的大便为棕黄色或黄色，有臭味，硬而成块。以食用碳水化合物为主的大便为棕绿色、软或半液体状。正常大便内因有粪胆素和尿胆素而呈棕色。食用过多辣椒或酒类而形成的大便可引起直肠反应性充血，并刺激肛门周围皮肤而导致疼痛。

结肠内气体约有 100 mL，包括 60% 的氮、10% 的二氧化碳、25% 的甲烷、5% 的硫化氢和少量氧气。气味因食物和气体组成及比例的不同而不同。气体的来源主要是随饮食和呼吸吞入的空气，占 70%，其他是细菌使碳水化合物发酵而产生的。豆类、白菜、葱头产气较多。细菌发酵产生的气体中，氢高达 20%、甲烷 7%，遇火源时可引起燃烧。结肠内气体使肠轻度膨胀，帮助蠕动，气体越多肠蠕动越快，使腹内产生微细的咕噜咕噜肠鸣声。气体过多使肠壁扩张（腹胀），牵拉神经而产生疼痛。

一般来说，小肠内食物一旦进入大肠，其性质和成分完全改变。大肠内的一部分水分和电解质等被大肠黏膜吸收，其他成分经过细菌的发酵和腐败作用，逐渐形成大便。大肠黏膜内有大量杯状细胞，分泌碱性黏液保护黏膜，滑润大便，以利排出。结肠越是远段分泌物越多，直肠分泌量就更多。化学和机械性刺激可增加黏液分泌，炎症刺激使分泌物大增，大便稀薄，甚至呈水样，这就是腹泻。严重腹泻可造成脱水，特别是儿童，应及时治疗，补充水分。肛腺也分泌腺液，潴留于肛窦内，排便时滑润大便以利排出。

正常排便过程

大便形成后，由于结肠蠕动使各部结肠收缩，将大便从结肠近段推向远段。在进食后或早晨起床后由于胃结肠反射或体位反射而引起结肠总蠕动，以每分钟 1~2 cm 的速度向前推进，到乙状结肠潴留，进而使大便进入直肠内，蓄积足够数量时（300 g 左右）对肠壁产生一定压力，则引起排便反射。

排便反射包括不随意的低级反射和随意的高级反射活动。通常直肠是空虚的。当大便充满直肠刺激肠壁感受器时，发出冲动传入脊髓内的低级排便中枢，同时上传至大脑皮层而产生便意。如环境许可，大脑皮层即发出冲动使排便中枢兴奋增强，产生排便反射，使乙状结肠和直肠收缩，肛门括约肌舒张，同时还需有意识地先深吸气，声门关闭，增加胸腔压力，使膈肌下降、腹肌收缩，增加腹内压力，促使大便排出体外。如环境不允许，则由腹下神经和阴部神经传出冲动，收缩肛门外括约肌，制止大便排出。外括约肌的紧缩力比内括约肌的大 30%~60%，因而能制止大便由肛门排出。但若经常抑制便意，则可使直肠对大便的压力刺激逐渐失去敏感性，排粪感失灵，加之大便在大肠内停留过久，水分被过多吸收而变干硬，造成排便困难，这是引起便秘的原因之一。

正常人的直肠对大便的压力刺激具有一定的阈值,达到此阈值时,即产生便意。当 100 mL 大便将直肠充盈 25% 时,或者直肠内压力达到约 2.4 kPa 时,就可产生便意。排便是可以随意志而延迟的,所以要养成定时排便习惯。人们早晨起床产生的起立反射和早饭后产生的胃结肠反射都可促进结肠蠕动,引起排便反射。因此,早上或早饭后定时排便符合生理要求,也能预防直肠疾病。除非环境不允许,就不应当有意识地抑制排便。

排便次数和习惯因人而异,一般每日 1 次,早饭后排便。也有的 3~5 日或更长时间排 1 次,却不感到排便困难,排便后有舒服和轻松的感觉。因此,不能只按排便次数多少确定便秘、腹泻或排便的规律,应按每人的排便习惯来确定。只要大便外形、软硬正常,能顺利排出,都不属于便秘。

直肠是一种既有感觉又能扩张的贮便器具,对容量有最大的耐受性,以蓄积大便和液体。直肠内有 3 个黏膜瓣,能使大便通过直肠时螺旋形运动,使大便对直肠壁压力均等,避免大便堆积在直肠下部,并防止直行通过直肠,对排便起到相应的节制和调节作用。

影响排便反射产生的因素很多,如进入直肠的大便量过少,对直肠壁产生的压力小,致使直肠壁内的感受器不产生冲动,因而亦无排便反射产生。这种情况多见于进食过少及进食过于精细者;也有的直肠对肠腔内的压力刺激失去正常的敏感性,不能产生冲动。

影响排便过程的因素虽然很多，但归纳起来不外乎有两种，首先是影响便意产生的因素，另外是影响直肠排空的因素。影响直肠排空的因素有以下几点：大脑皮层对便意的抑制，如工作紧张、外出旅行劳顿、生活规律改变、情绪抑郁及过度劳累等因素，有意识地控制排便，均可使便意受到抑制。另外直肠的局部病变如痔疮、肛裂会引起大便疼痛，从而使大便受到大脑的抑制；排便无力、久病体虚者，由于膈肌、腹肌、肠平滑肌收缩无力，缺乏推动大便的力量。婴幼儿的大脑对肛门外括约肌的控制功能尚不完善，故不能主动控制，随着年龄增长，这种机制会逐步健全。脊髓损伤造成的截瘫，也使大脑失去对排便的控制，造成大便失禁。

食物的消化主要是各种消化酶的作用。结肠不产生消化酶，但可通过结肠内的大肠杆菌、厌氧杆菌产生消化作用。结肠内有益细菌的重要作用是能产生生理需要的物质，如合成维生素 K、B_1、B_2、B_6、B_{12} 及叶酸等，也能产生吲哚、粪臭素、硫化氢使粪有臭味。如长期用抗生素则不利于合成维生素，引起维生素缺乏症。食糜通过回盲瓣进入盲肠，每 24 小时达 500~1000 mL。结肠每日能吸收 10.6 g 钠和 350~2000 mL 水，也吸收少量钾、氯、尿素、氨基酸、胆酸和药物。直肠能吸收水、少量葡萄糖、氨基酸和药物。腹泻时肠蠕动增强，吸收减少，严重时可丢失大量维生素、水和电解质。

大便是"来自肠内的书信"。根据大便的颜色、形状和气味，人们可以了解消化系统的大致状况。因此，仔细观察大便中所包含的信息，就能够了解自己肠道健康大致状况。肠道健康与身体健康息息相关。一方面，通过观察大便的颜色、形状和气味等情况，可以判断肠道是否健康。如果大便不正常，就要高度重视，做好肠道调养。另一方面，通过观察大便的细节变化，也可以判断我们的肠道调养效果到底如何。如有条件，中老年人应每年做一次胃肠镜检查。

为什么会便秘

因大便干结而排便困难称为便秘。便秘原因很多，一是进食量少或食物缺乏纤维素、水分不足，对结肠运动的刺激减小；二是精神因素打乱了正常的排便习惯；三是结肠及乙状结肠痉挛；四是腹肌及盆腔肌张力不足，排便动力不足；五是滥用泻药，形成药物依赖，一旦停药，就出现便秘；六是年老体弱、行动不便或长期卧床；七是因直肠与肛门病变引起肛门括约肌痉挛、排便疼痛造成惧怕排便，如痔疮、肛裂等；八是局部病变导致排便无力，如大量腹水、肌营养不良等；九是结肠完全或不完全性梗阻，如结肠肿瘤、盆腔肿瘤的压迫；十是全身性疾病使肠肌松弛、排便无力，如尿毒症、糖尿病等。

便秘是一种症状，而不是一种病。便秘表现为便意少，便次也少；排便艰难、费力；大便干结、坚硬，排便不净感。便秘可引起腹部不适、食欲下降、肚子变大、口苦口臭、长斑长痘等，部分患者还伴有失眠、烦躁、多梦、抑郁、焦虑等精神、心理异常。长期便秘，毒素在身体内不断地积聚，会通过循环系统扩散到全身，最终可能造成其他疾病。有研究证明，长期便秘的人结直肠癌的发病率是正常人的 4 倍多。

泻药是通过外因的干预，使肠道蠕动加快；或直接灌肠，注入润滑剂，达到促进排便的目的。但长此以往，容易对泻药产生依赖；同时导致肠蠕动和肠黏膜分泌能力降低，一旦停药会加重便秘，形成恶性循环。

便秘患者多有腹痛、腹胀、下腹不适或疲乏等症状。便秘时可有左下腹部或下腹部痉挛性疼痛与下坠感。排便困难严重者可因痔加重及肛裂而有大便带血或便血，患者亦可因此而紧张、焦虑。慢性习惯性便秘多发生于长期卧床的中老年人。

便秘分为三种：一是迟缓性便秘，因大肠活动减弱，肠道松弛，蠕动力量不足，导致大便停留在大肠内时间过长，水分丢失过多而变硬，多见于妇女和老年人。二是痉挛性便秘，是因为大肠过度紧张，无法正常运输大便，造成便秘。大便像兔子屎一样，一粒一粒的，精神压力过大、环境变化剧烈都可出现这种便秘。三是直肠性便秘，是大便到达直肠却无便意，停留在直肠内导致便秘，多发生在老年人和卧床不起的患者。

便秘的预防和治疗

倡导依靠大肠自己的力量来调理便秘,这是一种良性循环。通过肠道蠕动的力量将肠腔内容物清除,保持肠道内正常菌群,加速肠黏膜新生,从而改善肠道黏液分泌功能,刺激排便反应,促进结肠平滑肌收缩蠕动,从而治愈各种原因引起的便秘,这是治疗便秘的最佳方案。

便秘的预防关键是改善生活方式,使其符合排便的运动生理。饮食要粗细搭配、稀稠结合,增加膳食纤维摄取及饮水量;养成良好的排便习惯,专心致志,不要边看书边抽烟,在便盆上一坐就是半小时;适当增加运动,调整心理状态,有助于建立正常排便反射;避免滥用泻剂,是改善或预防便秘的"良药"。老年朋友们更要记住乔治二世的教训,便秘不是小毛病,特别是当伴有高血压、心脏病、糖尿病等基础病时,大便时不要用力过大、过急或过猛,应该处处谨慎小心,不能重蹈乔治二世的覆辙!

发现胰岛素的荣耀与恩怨

糖尿病是一种常见病、多发病,从发现到找到胰岛素这种治疗糖尿病的神药,历经了数千年的岁月。

发现"甜蜜病"

1874年,考古学家埃伯斯发现公元前1500多年的古埃及人在莎草纸(因埃伯斯最早发现这种以莎草为纸写的文献,故又称埃伯斯莎草纸)上描述了一种病人口渴、尿多的疾病,但不知缘由。公元2世纪,古希腊医生亚的阿勒特奥斯把这种主要症状为"排尿多且尿液甜"的疾病起名为"diabetes",即糖尿病。1675年,英国医学家托马斯·威尔士给这种疾病用拉丁文给予了一个新的标注"Mellitus",意为"蜜",即"甜蜜病"的意思,因为他尝过这种病人的尿有蜂蜜味,那时诊断这种病的流行方法就是尝一尝病人的尿是否有甜味。中医大夫也早就知道这种病人的尿是甜的,他们发现撒在地上的尿很快会吸引众多蚂蚁蜂拥而来。1776年,马修多不森通过科学实验证明尿液中的甜味确实是因为存在糖分。尿中含糖量高是这种病的主要特征。斗转星移,转瞬千年,我们对这种奇怪的疾病依旧需要继续了解。

发现胰岛

古希腊解剖学家兼外科医生希罗菲卢斯(公元前335—前280)首先发现并描述了胰腺这个器官,当时没有命名。约公元100年,古希腊解剖学家鲁福斯(Rufus)给它起名叫"pancreas",即现在所说的胰腺,但当时并不知道它有什么用处。

又过了1000多年,1642年,魏尔松(Wirsung,1589—1643)发现胰腺主胰管,该管又被称为魏氏管。1702年,桑托里尼(Santorini,1681—1727)发现胰腺副胰管,该管又被称为桑氏管。1869年,22岁的德国医学博士鲍尔·朗格汉斯(Paul Langerhans,1847—1888)在毕业论文里描述了他在显微镜下发现胰腺里的细胞有截然不同的两种分布方式,一种呈泡状分布,数量众多,称为腺泡细胞;其间零星分布着一些像小岛样的细胞团(就是我们今天所说的胰岛),朗格汉斯推测这些岛状细胞团属于另一种不同的组织，是分泌细胞还是神经细胞，拿不准。可这位天才的推测并没有受到重视，在答辩会上，评委们认为他的论文毫无新意，那些所谓的"岛状细胞团"其实不过是一些淋巴结……就这样，论文一文不值。朗格汉斯的运气实在太差，刚刚41岁就死于尿毒症。许多年后，人们想起了他那篇论文的价值，为了纪念他发现胰岛这一巨大贡献，将"胰岛"称为"朗格汉斯岛"。

胰腺是个非常低调的器官，藏在胃后面，横卧于腹后壁上部，质软，颜色跟肌肉差不多。在文艺复兴早期，不是有经验的解剖专家，一般不会意识到这是一个独立的器官。从外观上看胰腺就像是一只肥硕的大蝌蚪，长20 cm，右端膨大，被十二指肠包绕，称胰头；中间一段为胰体，左端尖细，称胰尾，与脾为邻。胰腺表面覆盖有菲薄的疏松结缔组织，并深入胰腺内部，将其分隔为许多小叶。

在19世纪，研究器官功能用的方法是把动物的某个器官切除，然后看它哪些地方有异常表现，从这些异常表现中推测这个器官的功能有何问题。通过这种方法，1920年人们知道了胰腺外分泌部和内分泌部两部分的不同。外分泌部由腺泡组成，分泌一种含有胰蛋白酶的胰液，成年人每日分泌量为1~2 L，通过胰管进入十二指肠。胰液中有多种消化酶，作用于糖、脂肪和蛋白质这三种食物成分，其中胰淀粉酶将淀粉分解为麦芽糖，胰麦芽糖酶将麦芽糖分解成葡萄糖。胰脂肪酶将中性脂肪分解成甘油和脂肪酸。胰岛为内分泌部，有

180万~200万个,每一个胰岛都是一个复杂的微器官。

找出"甜蜜病"的罪魁祸首

时间进入20世纪之前,人类对糖尿病的病因所知甚少,治疗上更是束手无策。一旦患上糖尿病,病人只能坐以待毙,别无他法。但是就像自古以来人类文明一次次地面对困扰而又总会迎来转机一样,也许正在等待着可以"点化"它的人出现。

1889年,科学家们开始进一步研究引起糖尿病的原因。受到俄国科学家巴普洛夫的启发,德国医生明可夫斯基(Minkowski)和梅林(Mering)开始探索胰腺到底在消化过程中起到了什么作用。他们在明可夫斯基的实验室里将一条狗的胰腺切除,等待狗基本恢复过来之后,明可夫斯基吩咐动物管理员训练这条狗在容器里便溺,这样就可以收集粪尿样本,分析狗的消化功能。第一天,明可夫斯基回到实验室的时候,发现实验室地板上有好几处狗尿。明可夫斯基对管理员说:你怎么不把狗看好,让它到处撒尿?管理员说:我一直按惯例带它出去撒尿,可是这条狗不知道怎么了,尿特别多,都来不及带出去它就撒了。明可夫斯基思路极为犀利、敏捷,立刻注意到这事不同寻常:大量排尿,这不是糖尿病的表现吗?他立即给狗查尿糖,果然显著增高。明可夫斯基知识渊博,头脑清醒,他认为这个发现很可能是揭示糖尿病机制的关键。

他继续切除好几条狗的胰腺，都能重现上述结果，狗的血糖和尿糖都明显增高。而且，继续观察几天之后，狗的呼吸会出现特殊的"酮症味道"，这说明狗出现了酮症酸中毒，接着狗陷入昏迷，三周之后死于酸中毒。这些都是糖尿病的典型表现。为了充分证明实验结果的可信度，后来他还切除了许多其他动物的胰腺，大到猪，小到大白鼠，都能做成糖尿病模型。

这次试验意外的发现开启了另一扇改变糖尿病病人命运的大门。胰腺与糖尿病的关系得以确认，使全世界的科学家们开始忙活起来，他们必须搞清楚胰岛所分泌的东西究竟是什么？是怎样影响血糖的？又将如何提取这种神秘的分泌物？这是历史上首次有确凿的证据，证明糖尿病的根源在胰腺。没有胰腺，糖分不能代谢，就会在血液里堆积，这就是糖尿病。

这一发现和疑问，让思路敏捷的明可夫斯基一下子联想到了20年前朗格汉斯描述的胰岛。胰岛孤零零位于腺泡中间，没有发现导管，是不是它的分泌物离开细胞后不经过导管直接进入毛细血管，作用于糖代谢？人们只是猜测这种内分泌物的存在，如果是这样，糖尿病病人的胰岛细胞应该能观察到一些改变？

1901年，美国病理学家欧佩（Opie）对死亡的糖尿病病人做病理解剖，果然发现，病人的胰岛细胞有玻璃样退行性变，就是说，细胞结构退化成一种半透明的结构，被破坏的细胞也就失去了它们原有的功能。这证实了胰岛细胞就是控制糖代谢的关键。1910年，英国生理学家沙佩沙佛（Sharpey-Schafer，1850—1935）经过进一步研究，证实糖尿病是由于病人的胰腺缺乏分泌一种物质所导致的，他将这种物质命名为insulin，即今天所说的胰岛素。有人说比利时的科学家梅耶尔在1909年就已经提出胰岛素这个名字。到底是谁先命名的，一直有争论。胰岛素可促进糖代谢，如果胰岛素不足，血液中的糖不能被利用，血糖集聚，则会经尿液排出。至此，人们证实了胰腺的双功能理论，即腺泡细胞分泌的胰液负责消化蛋白质、脂肪和糖，胰岛细胞分泌的胰岛素负责控制血糖。

那么，是不是得到胰腺内提取液就可以治疗糖尿病了？什么叫提取液？就是把胰腺研磨成碎片，用溶液浸泡，然后把这种溶液过滤，过滤出来的就是提取液。希望这种提取液里含有胰腺调节血糖的那种活性物质。当时认为，提取液不能走口服的渠道，就另辟蹊径，比如走肌内注射的渠道，这样就能避开胃肠道对蛋白成分的分解。从1906年起，已经有人尝试提取动物胰腺的活性物质了，但都因为毒性反应（发热）太大，没有敢用于人体。文献只提到这些胰腺的提取液"不能用于人类"。

为什么这些实验结果都没有足够的说服力，以至于都没能进入临床试验阶段？当时流行的一种解释，认为是胰腺的消化酶"自我消化"现象导致胰岛素被破坏，所以无法提取。

什么叫自我消化？是这样的：胰腺有外分泌的胰液，作用是分解蛋白质。我们也知道，胰岛素就是一种蛋白质。那么，把胰腺碾碎，里面的胰岛素很可能被胰液分解破坏了。这种说法当时让人深信无疑。实际上这是一种误解，几十年后科学家才给出正确答案。那么，能把分泌胰岛素的那些细胞单独分离出来吗？

在哺乳动物身上，胰岛细胞跟腺泡细胞的关系，可以这么理解：舀一碗面粉，然后放一勺胡椒粉混进面粉里充分搅拌。把胰岛细胞从胰腺里分离出来的难度，就相当于从这个面粉里把胡椒粉一粒粒拣出来。简单一句话：根本做不到。

1901年，奥地利人兰德施泰纳因发现人类血型，于1930年获得诺贝尔奖。与此同时，他的团队对血液中的能量如何传递到全身数以亿计的细胞上的认识有了突破。他们发现，这个过程是胰岛素控制的。胰岛素的分泌一旦中断，就会导致糖尿病。这一发现，人们才真正认识了胰岛素与糖尿病的关系，但引起糖尿病的过程还不清楚。

现在我们对胰岛的结构和胰岛素的作用原理比较清楚了。胰岛内与糖尿病有关的是A、B细胞。B细胞分泌胰岛素，促进人体细胞利用葡萄糖，从而降低血糖。A细胞分泌胰高血糖素，促进人体生成葡萄糖，抑制消耗葡萄糖，从而起到升高血糖的作用。

与大多数内分泌器官不同，胰岛不受垂体控制，而是对体内血糖水平的变化产生直接反应。当血糖水平高时，B细胞分泌胰岛素，这通常在刚进食后发生。胰岛素刺激细胞，特别是肝细胞、肌细胞和脂肪细胞对葡萄糖进行吸收。在肝细胞和肌细胞中，葡萄糖以糖原形式储存。在肌细胞中，葡萄糖为肌肉收缩提供能量。葡萄糖进入脂肪细胞，从而为脂肪的形成提供了甘油。通过这些不同的方式，胰岛素使血糖水平降低。

　　当血糖水平降低时，通常在两餐之间，A细胞分泌胰高血糖素。胰高血糖素刺激肝脏将糖原分解为葡萄糖，它还促使体内先消耗脂肪和蛋白质，然后利用葡萄糖。脂肪细胞将脂肪分解为甘油和脂肪酸，然后由肝细胞吸收作为生成葡萄糖的原料。通过这些方式，胰高血糖素使血糖水平升高。

　　人体细胞需要糖作为能源，但糖并不能随随便便进入细胞。这个世界上有很多对人体有害的物质，为了防止细胞受到有害物质的伤害，细胞膜有一套严格的管理制度，即需要细胞膜的准许，以让细胞内部保持相对稳定。除了氧气和水这种分子量极低的物质，绝大多数要进入细胞的成分都要被甄别，包括葡萄糖。就是说，每种物质都有一个特定的钥匙来让细胞开门，经特定通道才能进入细胞内部。而要打开这些通道，必须有相应的密钥，胰岛素就是葡萄糖进入细胞内所必需的密钥。吸收的葡萄糖进入血液，胰岛细胞会及时做出反应，分泌出适量的胰岛素，让葡萄糖进入细胞。只要血液里有胰岛素，葡萄糖就可以沿着这个通道进入细胞内，参与代谢。如果人体摄入的葡萄糖超出能量的需要，富余的糖会被转化成糖原，储存在肝细胞和肌细胞中，不会浪费掉。没有这个钥匙，葡萄糖就在血液里堆积，这就是高血糖。血液里过多的葡萄糖会从尿里排出，这就是古人最早注意到的糖尿病典型症状：尿中带糖。肾脏过滤出来的尿里糖分过高，造成高渗透压，产生的一个副作用就是肾脏过度排尿，这又带出糖尿病的另外两个症状：多饮、多尿。葡萄糖在血液里积累，不但无益，反而有害，于是造成各种并发症，全身所有器官都会受到牵连，如心血管病、肾衰竭、视网膜病变、神经系统病变等。

糖尿病分类

有糖尿病家族遗传史的人遗传易感性高，后天因素如肥胖者，患糖尿病的概率要比一般人高出数倍，经常运动的人患糖尿病的概率要小。此外，一些药物滥用和病毒感染等因素都与糖尿病的发生有关。上述多种因素交织引起胰岛细胞功能障碍，胰岛素分泌水平下降，或者机体对胰岛素作用不敏感，而导致血液中的葡萄糖不能被有效利用和储存，从而发病。

后来人们才知道糖尿病可分为1型和2型。前者是先天的，表现为与代谢紊乱有关，尤其是与高血糖有关的"三多一少",即多尿、多饮、多食和消瘦;后者是后天的,三多一少症状常常不十分明显或仅有部分表现。

多尿是由于血糖过高,超过肾糖阈(正常值:8.9~10.0 mmol/L),经肾小球滤出的葡萄糖不能完全被肾小管重吸收,形成渗透性利尿,血糖越高,尿糖排泄越多,尿量也越多,24小时尿量可达5000~10000 mL。多饮是由于高血糖使血浆渗透压明显增高,加之多尿,水分丢失过多,发生细胞内脱水,加重高血糖,使血浆渗透压进一步升高;刺激口渴中枢,导致口渴而多饮,多饮进一步加重多尿。多食是因为葡萄糖利用率降低所致。虽然血糖处于高水平,但组织细胞实际上处于"饥饿状态",从而刺激摄食中枢,引起饥饿感。

如不及时治疗,其他症状会接踵而来。病人尽管食欲和食量正常,甚至增加,但体重在下降,主要是由于胰岛素缺乏,机体不能充分利用葡萄糖产生能量,致脂肪和蛋白质分解加强,消耗过多,体重逐渐下降,出现消瘦。乏力在糖尿病病人中亦是常见的,由于人体不能充分利用葡萄糖并有效地释放出能量,同时组织失水,因而感到全身乏力,精神萎靡。不少糖尿病病人在早期视力下降或模糊,这可能与高血糖导致晶状体渗透压改变,引起屈光度变化所致。后期会出现糖尿病性肾病、糖尿病神经病变、反复感染或糖尿病足等。并发症高达100多种,是已知并发症最多的一种疾病。糖尿病发病后10年左右,将有30%~40%的病人至少会发生一种并发症,且并发症一旦出现,药物治疗难以逆转。

糖尿病治疗：是饿死还是病死？

1915—1922年，关于糖尿病治疗有这样一句玩笑话："如果治疗会饿死，不治会病死，与其饿死不如病死。"这句看似无奈而又残忍的玩笑话，说的就是在胰岛素发现之前，糖尿病最为有效的治疗方法是饥饿疗法。顾名思义，饥饿疗法的理念是严格限制糖尿病病人每日摄取的能量，以使得尿糖阴性，尽量满足生存需要。该疗法对于那些原本就超重的病人，自然可以从中获益，但是对于消瘦的病人来说，却越发骨瘦如柴，甚至会因饥饿而死亡。即便成功控制了饮食，尿糖转为阴性，又幸运地没有继发感染，但生活质量很差，仅仅延长数周最多数年的生命，还是难逃死亡的厄运。这种"残忍"的饥饿疗法是当时治疗糖尿病最先进的方法之一。饥饿疗法的发明者艾伦（Allen）是20世纪初全美最著名的糖尿病医师之一，饥饿疗法也被叫作"艾伦疗法"。

艾伦做了大量的动物实验，三年里他用了数百只狗、猫、大白鼠、兔子……到1913年，他写下了1000多页的《糖尿病和糖之研究》。这些研究使他对糖尿病的病程很熟悉，但因为缺乏有效的药物治疗，他就采用饮食控制疗法。第一步是让病人禁食，直到尿糖转阴，也就是尿里完全测不到糖分，糖尿转阴之后再给病人一点一点增加进食量，直到尿里重新出现糖分，这时的进食量就是这个病人的耐受阈，以后的进食量就不能超过这个阈值。这个饮食控制方案暂时减少了高血糖带来的并发症，但代价是让病人严重营养不良。病人的后果要么死于糖尿病，要么死于营养不良。

多年研究糖尿病和胰岛素的历史学家布利斯曾这样描述艾伦："一个严肃的、冷峻的、不知疲倦的科学家，对自己的疗法很有信心……在一些极端的病例上，饥饿疗法显得冷酷无情，受到糖尿病病人、家属及其他医生的强烈抵触。"艾伦因此没有在医学史上一鸣惊人。1922年，当胰岛素被发现并正式投入市场后，艾伦第一批参与了胰岛素的临床使用，他的饥饿疗法由此渐渐被人们遗忘。

即便在饥饿疗法相对受欢迎的时代，人们也常质疑艾伦：如此严格限制饮食，甚至加重病人的痛苦，换来的不过是勉强延长了一小段生命时光，有什么意义呢？对于质疑，当时和艾伦齐名，后来成为享誉全球的糖尿病专家的乔斯林如是回答："我们给这些病人应用饥饿疗法，是因为怀着微弱的希望，期待某种新方法的诞生。"尽管和艾伦拥有类似的治疗理念，强调病人自律，乔斯林却更受糖尿病病人的喜爱，因为他有一双温和认真的眼睛，是位正直谦和的长者。在乔斯林的执业生涯中，他和团队与无数的糖尿病病人保持着密切联系，病人们把自己的不适、疑问甚至生活中的其他小事写信告诉乔斯林，他一一作答。在还没有胰岛素的日子里，乔斯林见证和记录了太多病人的痛苦，自己也备受煎熬。在1918年写给一位年幼病人家长的回信中，乔斯林无奈地说：

"能够维持目前的治疗状况已属不易,有时候想要改进治疗,却得不偿失。"

其实,饥饿疗法无济于事。糖尿病病理的关键是机体失去处理糖的能力,只要吃进一口食物,血糖就会升高,就会尿糖。用严格控制饮食的疗法不仅使病人营养不良,而且带来并发症,强烈的饥饿感也是非常痛苦的事,而结果是仅使病人多活几个月。20世纪早期,医生们仍然没有找到比饥饿更好的治疗糖尿病的方法。

班廷与麦克劳德的恩怨

关于发现胰岛素这段历史的演绎有着不输给任何一部好莱坞励志大片般精彩的故事。无论是其中的历史人物或是他们的人生轨迹可以说不用任何的渲染就应该是一部奥斯卡金像奖的好脚本。在这段关于胰岛素的历史里讲述的不只是人类文明永不停歇的智慧探索和社会进步,更诠释着人生的执着与成功、忠诚与无私以及命运的波澜无常。

发现胰岛素,首先应归功于班廷。班廷(Banting,1891—1941),加拿大生理学家、外科医

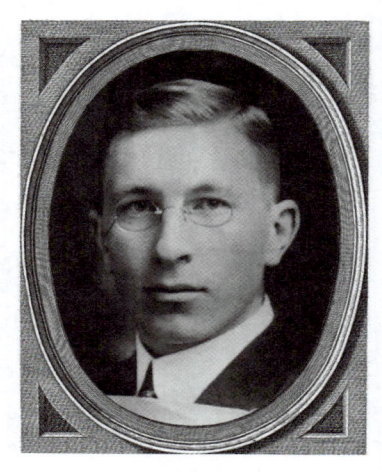

班廷像

师。1916年，班廷毕业于多伦多大学医学院后即应征入伍，任上尉军医，曾到英国和法国前线参战，在坎伯拉战役中负伤。当时有医生主张给班廷截肢，班廷非常倔强："我非要留下这只胳膊不行！我是一名外科医生，没有胳膊，就等于没有了生命！"事实证明他是对的。班廷复员后几经周折回到加拿大，在多伦多大学医学院任职。

1920年10月30日，班廷备课时读到一份病例报告说，一位病人的胰腺导管被结石堵塞之后，分泌消化酶的腺泡萎缩了，可是胰岛细胞却依然存活良好。这次偶然的阅读使班廷铸就了人类历史上最伟大的发现之一。1920年11月，班廷正准备讲授一堂关于糖尿病的课，但很多问题让班廷感到茫然。为什么切除动物的胰腺会引起糖尿病昏迷，并且一两周内动物必然死亡？为什么胰腺能防止糖尿病的发生？是否有一种内分泌物与糖尿病相关？ 真凑巧，班廷受到一位病理学家所写论文的启发，萌生设想：结扎狗的胰导管，待其腺泡萎缩只剩下胰岛后，分离其内分泌物以治疗糖尿病。

初生牛犊不怕虎。1921年5月，班廷来到多伦多大学做实验准备，他请求糖尿病领域权威麦克劳德教授给他一个实验助手。班廷与麦克

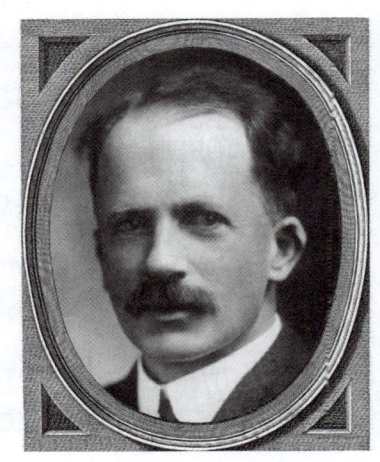

麦克劳德像

劳德派来的助手贝斯特开始了实验，但进行得极为不顺。这一切并没有动摇班廷的信心。他和贝斯特互相鼓励，再接再厉，决心从头做起。说句良心话，班廷的研究一直得到麦克劳德教授的支持和指导，尽管这位教授对班廷的科研能力并不看好。麦克劳德曾对学生说，这个研究可能是阴性结果，但是能从研究中学到实验技术，更重要的是在阴性结果的研究中可以学到如何做一个好的科学家。

　　班廷踌躇满志，认为胰岛所分泌的激素之所以难以提取，就是因为胰蛋白酶的存在——这种胰腺分泌的消化酶其实也是一种蛋白质，但是却能够降解其他的蛋白质；在班廷之前，早就有科学家认为胰蛋白酶会降解他们想要提取的那种神秘激素。班廷的灵感说来也简单，他想的是：要是模仿结石阻塞的状况，把狗的胰腺导管手术结扎，等消化腺萎缩之后，再提取神秘激素不就行了！8月，他们的实验获得了令人兴奋的结果：①一只切除胰腺的狗表现出糖尿病的典型症状；②当给狗注射胰腺提取液后，几小时内狗从昏迷中苏醒过来；狗的尿中恢复至无糖，血糖也降至正常水平；③当停止注射提取液时，糖尿病症状再次出现。随后，反复的实验再次确认了提取液的疗效。

　　实验初步成功后新的问题接踵而至：提取液的纯净度不够，制备过程复杂。他们经进一步研究发现：酸环境低温乙醇萃取法可从动物（主要是牛）胰腺中提取胰岛素，上述问题迎刃而解。随后，给糖尿病狗注射牛胰岛素之后血糖直线下降，疗效进一步得到肯定。至此，曾经给人们带来灭顶之灾的糖尿病终于得以攻克。现在的问题是，这种动物身上提取出来的胰岛素能否用在人身上呢？班廷决定先在自己身上注射，但贝斯特认为应当由他来冒险。两个人争论不休……当天晚上，他们不约而同地各自偷偷在自己身上注射了牛胰岛素，确认牛胰岛素应用在人体是安全的。这种无私和无畏也给他们带来了好运。

幸运接踵而至。1922年2月8日，班廷的一位同学叫乔，他患上糖尿病，并迅速恶化，生命垂危之际，乔抱着一线希望来到了班廷的实验室，请求在自己身上试用仍在试验中的牛胰岛素。班廷为他注射了一针牛胰岛素，而后静观其效。时间一分一秒过去，却观察不到任何效果。班廷按捺不住失败的情绪，不敢正视乔的眼睛，冲出实验室，他觉得从动物身上提取的胰岛素对人不起作用。乔看着班廷的表情，明白过来自己的最后一线生机其实只不过是美好的奢望。犹豫中的贝斯特劝说乔再注射一次，而乔实际上当时连拒绝的力气都没有了。再注射一针后，奇迹发生了，仅几分钟的工夫，乔表示自己感觉好多了；又过了一会儿，乔说自己已经很久没有觉得脑子如此清醒，双腿也不再沉重了……贝斯特冲出大门，把好消息告诉了正垂头丧气的班廷。

乔吃了一顿正常食量的晚餐——几年来的第一次。乔大喜过望，以为自己痊愈了，可第二天症状又出现了。贝斯特按照昨天的剂量又给乔注射了一针胰岛素，乔再一次恢复。可是，困境马上又出现了——两次注射后，乔已经用光了班廷和贝斯特所拥有的全部胰岛素。直到这个时候，麦克劳德觉得坐不住了，他没有任何理由再继续观望下去。他丢下手中所有的工作，调动自己的全部资源，投入了胰岛素实验的后续工作。随后为了解决量产与杂质的问题，他们与美国的礼来药厂合作，成功地从屠宰场取得的动物胰腺中分离出足够糖尿病患者使用的胰岛素。在不到2年的时间内，胰岛素已在世界多个医院使用，取得空前的成效。

其实，班廷至死都没想明白一件事情：当初那个让班廷勇往直前的"灵感"实际上根本就是错误的。给狗的胰腺导管做结扎手术根本就没必要；甚至后来用酸化酒精处理牛胰腺也没必要——因为胰蛋白酶在胰腺分泌后，没有进入十二指肠被激活之前，是没有活性的，只是我们今天所说的"胰蛋白酶酶原"而已，不会消化胰岛；只有进入十二指肠，被肠肽酶激活才有消化功能。只有在某些极特殊的情况下（比如胆胰管阻塞），胰蛋白酶酶原才会在胰腺内部被激活，其结果就是急性胰腺炎。当时这个道理只有麦克劳德心里明白。

1923年，班廷和麦克劳德被授予诺贝尔生理学或医学奖。那一年班廷才32岁，风光无限，后来还获得英皇佐治五世颁发的爵士头衔。在巨大的成功和荣耀的背后，却是多伦多胰岛素实验团队成员之间的内卷。班廷最初有提取胰岛素的实验设想时,麦克劳德作为一个已经成名的医学权威,相比班廷的莽撞和激情,麦克劳德对试图寻找和获得"胰岛素"的道路上所经历的失败和困难了解得更多。在班廷的请求下,麦克劳德为他提供了实验室和实验动物,并帮他找到了助手贝斯特。在班廷和贝斯特克服种种困难完成了初步的实验,得到了喜人的实验数据之后,麦克劳德意识到,这个年轻人的思路可能会改变世界。麦克劳德作为团队里学识最丰富的指导者,一直都在为班廷和贝斯特提供建议和帮助,同时介绍优秀的生化学家科利普加入实验团队,突破了方法学上的瓶颈。

当班廷得知要与麦克劳德分享诺贝尔奖时,十分恼火,拒绝领奖,认为麦克劳德窃取了自己的成果,还抢走了属于贝斯特的荣耀,是自私、欺骗、不道德的懦夫,而贝斯特作为年少的学生夹在中间左右为难。碍于班廷的加拿大人身份而自己却是英国人,麦克劳德在多伦多受到了许多误解和排斥。班廷决定与贝斯特分享奖金和荣誉,麦克劳德表示与科利普平分奖金。麦克劳德于1935年去世,享年59岁。据认识麦克劳德的人说,他是一个温和、诚实、专注的科学家,善于组织,有高水平的研究能力,一直以来受到尊重。因为获奖人员提名和奖金分配不公闹出了不少纠纷,几年后诺贝尔奖评审委员会讨论了胰岛素成果问题,给予了其他主要研究人员更完整的荣誉。

多年以后,布利斯完成了《发现胰岛素》一书,他将发现胰岛素的荣誉归功于整个团队。毋庸置疑，即便是在科学家们相互怀疑、困难重重的时候，他们还是齐心协力地完成了这个改变糖尿病治疗历史并挽救了无数糖尿病病人生命的实验。回顾胰岛素发现史，班廷、贝斯特、麦克劳德和科利普在成就胰岛素传奇的过程中，都做出了重大贡献。虽然传奇过程并不尽如人意，却总是耐人寻味。探究求索，执着坚韧，无私奉献，个人恩怨，命运的变化无常，纵横交织……归根结底，汇成了人类文明永不止息的智慧和进步。

1923年，胰岛素作为商品上市，据粗略统计，当年有近8000名医师给25000多名糖尿病患者使用了该药。为纪念班廷的巨大贡献，世界卫生组织和国际糖尿病联盟将班廷教授的生日——11月14日定为"世界糖尿病日"。

班廷基金会也因此而成立。美国著名糖尿病学家埃尔奥特·乔斯林（Elliott Joslin）曾写下这样一段话：1897年，1个被诊断为糖尿病的10岁男孩的生存期是1.3年，30岁和50岁的糖尿病患者生存期分别是4年和8年。而到了1945年，10岁、30岁和50岁诊断为糖尿病的患者却可继续生活约45年、30年和15年。

班廷死得很惨。1939年，二战开始。班廷响应政府号召，研究航空医学，比如高空高速飞行时飞行员的生理反应，他还跟英国合作参与有关生化武器的研究，因此经常需要飞到英国跟同行研讨问题。1941年2月20日，他再次飞越大西洋去英国，有人说这次去英国可能是为了说服英国科学家制造生化武器来抵抗纳粹德国。飞机起飞不久，引擎出现故障，迫降时机翼撞到了大树，狠狠地摔在了雪地上，四分五裂，班廷没系安全带也没做抱膝动作，向前飞出去，狠狠撞到驾驶舱的墙板上，颅骨骨折。不幸中的万幸，人没死，只是意识模糊。机长无大碍，出去寻求营救。大约2小时后，班廷艰难地从飞机残骸中爬出来，因体力不支，踉跄几步之后，一头栽倒在雪堆里，再也没有起来，4天后营救人员才赶到……加拿大政府为班廷举行了国葬。

班廷有位医学院的同学叫白求恩，是中国人最熟悉的加拿大医生。白求恩全心全意、精益求精地为八路军伤病员服务的精神感动了无数的中国人。西方人最熟悉的加拿大医生是班廷，因为他促成了胰岛素研究的成功，而胰岛素的发现，救治了无数的糖尿病患者。

不管班廷的个人性格有什么缺陷，不管他对麦克劳德的看法多么狭隘，不管他的研究能力多么局限，毕竟是他促成了胰岛素研究项目的启动。如果不是他对那份工作近乎天真的热情和执着，以当时糖尿病研究圈内人对"现有资料"的成见，很可能几十年里都不会有人试图再度尝试提取胰岛素。说胰岛素的发现是班廷一人之功不免滥情，但如果说班廷的执着让这一成果能够更早地得以实现，肯定不算夸大。就凭这个，全世界的糖尿病患者和家人都应该向班廷致敬。

15年后，用胰岛素治疗糖尿病积累了越来越多的经验，但人们发现，并不是用胰岛素治疗每个糖尿病患者都有效，即使那真真切切就是糖尿病。1936年，美国医生西姆斯沃茨（Himsworth）经过研究弄清了问题的根源：糖尿病的病因是糖分不能被细胞利用，糖分不能被利用有两种不同的原因。我们知道胰岛素是糖分进入细胞的钥匙，1型糖尿病是因为缺乏胰岛素这个钥匙，所以糖分不能进入细胞，造成血糖升高；2型糖尿病与此不同，患者早期身体里胰岛素水平并不低，也可能仅仅有所下降，但麻烦的是，患者身体细胞的那个"锁"出了问题，通俗讲就是身体细胞的那个"锁"生锈了，使胰岛素协助葡萄糖进入细胞代谢的功能下降，或机体对胰岛素反应性下降，即使有胰岛素这个钥匙也不能打开足够多的细胞的门，这在医学上叫作"胰岛素抗性"。不管是胰岛素不足还是胰岛素抗性，最终结果自然都是胰岛素这个钥匙打不开门，糖分不能进入细胞，于是导致血糖升高。胰腺内的胰岛细胞觉察到血糖过高，采取的应对措施是分泌更多的胰岛素，如果2型糖尿病迁延日久，胰岛细胞长期超负荷运转，最终会耗竭死亡，所以，当2型糖尿病患者的血糖升高到可以诊断为糖尿病的时候，通常已经有过半的胰岛细胞"累死"。2型糖尿病约占糖尿病患者总数的90%，多发于40岁以上的成年人或老年人。

越来越多的证据表明，肥胖跟2型糖尿病确实有剪不断理还乱的关系。人体的脂肪组织分泌一种蛋白质会激发"胰岛素抗性",也就是让胰岛素不能对身体细胞发挥作用,所以体内脂肪组织越多,患上 2 型糖尿病的风险就越高。1968 年瑙鲁独立后,政府从殖民者手中接管了磷矿,借此发了大财,人均收入剧增。糟糕的是,财富来得太快,人们对吃的不讲究,垃圾食品吃得太多,高热量高油脂的快餐垃圾食品过于丰盛,全国大多数人肥胖,2 型糖尿病患者超过半数。瑙鲁人用自己的痛苦经历提醒世人:光有钱还不够,还得有知识,不然很容易害了自己。如果您目前没有患上糖尿病,也不要侥幸,最好从现在就开始注意:避免高热量高油脂饮食,控制体重。不是因为这能让您身材苗条,而是为了减少 2 型糖尿病的患病风险。

胰岛素研发历久弥新

　　胰岛素是历史上最为悠久的生物药物之一,也是第一个重组蛋白药物,对于人类健康和新药开发都具有里程碑式的意义。班廷时代的胰岛素现在看来只是粗制品。30 多年之后的 1955 年,英国的圣格确定了胰岛素的结构,并完成了胰岛素的纯化工作,他也因此获得 1958 年的诺贝尔化学奖。此后,胰岛素的剂型不断推陈出新,目前三代胰岛素的发展给糖尿病的治疗方案带来了巨大改变,已发展为速效、短效、中效、长效等多种胰岛素剂型。从结晶胰岛素、纯化胰岛素到人工合成胰岛素等不同纯度产品；从皮下注射、胰岛素笔、胰岛素泵到口服、经鼻等无创途径应有尽有。1982年，基因工程人工合成了胰岛素，极大地改善了糖尿病的治疗效果，提高了患者的生活质量和平均寿命。

中国对胰岛素研究的贡献

半个世纪前，中国一项发明震惊世界。1965年9月17日，世界上第一个人工合成的蛋白质——牛胰岛素在中国诞生。这是世界上第一次人工合成与天然胰岛素分子相同化学结构并具有完整生物活性的蛋白质，标志着人类在揭示生命本质的征途上实现了里程碑式的飞跃，被誉为我国"前沿研究的典范"。瑞典皇家科学院诺贝尔奖评审委员会化学组主席蒂斯利尤斯于1966年4月30日到访中国，评论道："美国、瑞士等都未能合成它（胰岛素），但你们在没有专长人员和丰富经验的情况下第一次合成了它，我很惊讶。"1966年7月15日，*Science*发表了一篇文章——《中国的全人工合成胰岛素》，记载了中国首次人工合成结晶牛胰岛素。就该成果的意义来说，当时可能获得诺贝尔奖，但诺贝尔奖对同一成果获奖人数有要求，只能由最主要的人员荣获该届诺贝尔奖。不知传说是否真实，1973年底，诺贝尔奖获得者杨振宁博士致函我国有关部门，称自己准备提名生化所、有机所和北京大学代表各一人共同作为1974年诺贝尔化学奖的提名人，由于种种原因，有关主管部门谢绝了这一好意。

糖尿病的治疗和预防

2023年我国流行病学调查显示，糖尿病病人已超过1.4亿，患病率高达12%。糖尿病是以高血糖为主要特征的糖代谢障碍类慢性终身性疾病，诊断一点也不难，空腹血糖≥7.0 mmol/L或餐后2小时血糖≥11.1 mmol/L即可确诊。1型糖尿病可直接用胰岛素，配合口服降糖药。降糖药不是蛋白质，而是小分子物质，不会被蛋白质分解。2型糖尿病的治疗药物有多种，格列本脲能刺激胰岛细胞增产胰岛素，即增加钥匙；罗格列酮能促进细胞利用胰岛素的能力，即修复生锈的坏锁；二甲双胍可抑制人体内部的产糖功能，以达到降糖的目的。这些药物可联合应用，增加治疗效果。

预防胜于治疗。要做到：①使肥胖或超重者体重至少减少5%~10%；②每日饮食总热量至少减少400~500 cal；③饱和脂肪酸摄入占总脂肪酸摄入的30%以下；④体力活动增加到250~300分钟/周。

预防分为三级。一级是预防糖尿病的发生，定期体检和监测血糖；二级是已经出现了糖尿病，要口服降糖药或注射胰岛素，维持血糖水平稳定在正常范围，预防相关并发症的发生；三级是已经出现了糖尿病并发症，要延缓并发症的进展。糖尿病逆转不只是血糖的改善，还可以借此契机带给患者生活质量、健康理念、人生态度，以及家庭关系的积极改变。

解剖视角下的疾病

解剖那些事

科学的目的不在于为无穷的智慧打开大门,而是在无穷的谬误前面划一条界线。

——布莱希特

"有痣之士"的喜与忧

痣是皮肤上长的一种良性小瘤,可大可小,可多可少,几乎人人都有,因此,我们都是"有痣之士"。

人们对痣的认识

自古以来,算命先生总是把痣与命运联系在一起:痣是前世留下来的,标志着一个人的运势。如头发中有痣主富贵,嘴角有痣食无忧。有人把位于脸颊右下方法令纹附近的痣称为"媒婆痣",据说长有媒婆痣的女人天生能说会道,善于察言观色。"梦露痣"长在左脸颊法令纹附近,是美国电影明星梦露的主要特征。拥有梦露痣的人心思细腻,情感丰富,性格随和,事业有成,健康长寿,善于交际和表演。总的来说，就是痣的部位、数目、颜色、大小甚至形状代表着不同的命运，即关系到一个人一生的运势，再加上"你掌心的痣我总记得在哪里"这种歌词的叠加效果，让痣这个东西在神神秘秘的基础上，又增加了些许浪漫。其实，痣就是含有色素的皮肤良性小瘤，个别的也会恶变，但与前途命运没有半点瓜葛。

在人们的审美观中，痣的位置、大小、颜色、形状与美有关。爱美是人的天性。有的女士没有自然生长的美人痣，就要点一个人工美人痣。相传杨贵妃不慎碰伤了额头，宫廷御医要用一种水貂的骨头磨成粉末为其治伤。皇上昭告天下抓水貂。水貂十分有灵性，不容易抓到，最后一位渔夫找到一些水貂骸骨献给皇帝，贵妃用后伤口果然愈合得很好，只是死水貂骨的药用价值不如活水貂，那块新的皮肤颜色微深于正常皮肤，略带浅红。杨贵妃是完美主义者，于是她用朱砂笔在眉心那块皮肤上点了一个红点做掩饰，谁知这一点美观效果极佳，真是歪打正着变成的人工美人痣，于是皇帝龙颜大悦，直称美人哉！

欧洲的人工美人痣

早在 16 世纪，欧洲一些国家的女士也开始流行点美人痣了。发明点痣的人是一位男士，名叫查尔斯·卡斯卡。卡斯卡是一名军人，在战斗中脸上皮肤受点小伤，留下了一块疤痕。出于对疤痕的不爽，他将一小块黑布粘在疤痕上，将其遮盖起来。没想到这个操作让很多人觉得很时髦，特别是传到法国之后，许多女性纷纷效仿。卡斯卡一下子带动了当时的审美趋势，也算是美容界的达人了。模仿卡斯卡的以女士为主，这也让人们看到一个事实，在欧洲，从古至今，女士美不美的标准和美容潮流趋势几乎都是由男性决定的。这种修饰黑片慢慢演变成月亮、星星、小动物等形状的"痣"。从16世纪中叶开始，年轻女士，尤其是欧洲贵族女士在自己的脸上贴一块自己感觉好看的"美人痣"，成为一种自信、时尚和性感的象征；这种"美人痣"也是一种语言，作为表达情感的重要道具，因而法国专业点痣店应运而生，个个生意兴隆。只不过中国人点痣是将脸上有碍美观的痣去掉，而欧洲贵族女士的做法是在自己脸上添一颗"美人痣"。

痣是什么？

一般来说，痣可能在出生时就有，有的人在成长过程中慢慢出现，随着年龄的增长逐渐增多、增大。痣按生长部位分为交界痣（位于表皮与真皮交界处）、混合痣（表皮和真皮均有）和皮内痣（仅位于真皮内）。痣的位置不同，形状、大小也不同。

痣又称黑色素细胞痣，主要是来自表皮与真皮之间的黑色素细胞或黑色素细胞分泌的黑色素颗粒增多、聚集形成的一种良性皮肤增生物（又称"痦子"），可高起皮肤，表现为圆形小丘，也可与皮肤平齐。一般边界清楚，呈正常肤色或者褐色，没有自觉症状。略微高出皮面的多为混合痣，不高出皮面的为交界痣。

痣的形成原因有三个：①局部基因突变：基因突变的原因较多，并且随时会发生突变。但不是所有的痣都会发生基因突变；②日光暴晒：长时间在紫外线照射刺激下，黑色素细胞增生。这种痣多发生在脸部；③雌性激素增加：怀孕时雌性激素水平升高会诱发痣的发生，故女性长痣的比男性多。

一般在几个时间点，色素痣生长得会比较快：最早是出生6个月以后，其次是进入青春发育期，最后一次是在激素水平发生较大变化的情况下，比如女性怀孕有可能形成色素痣，并快速增大增多。绝大多数色素痣是安全的，但是在一些特殊的部位，比如在口角、外阴邻近黏膜处需要警惕，应定期观察，看有没有大小明显变化。在手足部位或者易被衣服摩擦的痣，应去皮肤科用激光打掉。

痣如长在面部不合适的部位，对人们最直接的影响可能就是颜值，个别人也可能会有心理障碍。长了好看的痣你就暗自窃喜，但不要期望值过高。不美观的或位置不太好看的痣也不必担忧和自卑，去皮肤科做个激光小手术，不费吹灰之力。去掉了这颗痣，增加了美感，使人心情愉悦，但不要指望以此会改变自己的命运。说到底，痣与富贵、贫贱无关。

色素痣能癌变?

色素痣绝大多数是良性的,个别可癌变。知道良性色素痣与恶性色素痣的区别,我们就会心中有数,以便早期治疗。

良性色素痣是表皮、真皮内黑色素细胞增多形成的,外形对称、整齐;边界清晰、光滑;颜色呈棕黄色、棕色或黑色,色素分布均匀,直径小于 5 mm,常年维持稳定,无明显变化。恶性色素痣的外形则不对称,边界模糊或呈锯齿状,不规则,色素分布不均匀;直径大于 6 mm,有逐渐增大的趋势,常有周围瘙痒不适等感觉,也可能破溃、出血、刺痛、周围出现新生黑点。对于位置不合适或认为不太吉利的痣,有的人经常用手抠、挤压等机械刺激方式,痣很容易激化,可能出现恶变。如果皮肤在短期内长出多个痣,需要找肝内科医生检查一下肝功能,有的肝病常出现皮肤痣样斑块。如果发现痣突然有变化,应该尽快找皮肤科医生瞧瞧!

特别需要注意的是黑毛痣和可疑黑斑痣。黑毛痣是一种常见的先天色素痣,一般出生即有,多出现在面部。它是在胚胎发育过程中,由于某种因素导致细胞突变成为异常的黑质细胞,发生异常增生,最后在体表形成黑痣。黑毛痣是一种体细胞突变,不会遗传。黑毛痣的特点是颜色较深,呈黑色,高出皮肤,表现为小乳头结节或呈疣状增生。黑毛痣表面粗糙不平,有几根浓密粗黑的毛发,受到摩擦刺激发生恶性黑色素瘤的概率比一般人高得多。可疑黑斑痣为成年人手足部、面部或躯干部突然出现或不断长大的黑痣。在手掌、足底、腰部易摩擦受损部位的黑痣应密切观察，特别是对于边界不规则、颜色不均匀、直径大于 1.5 cm 的痣，应及时就诊，绝不能犹豫！

关于黑毛痣，现在皮肤科常配备皮肤镜、皮肤共聚焦扫描显微镜做无创检查，进行初步评估。如确有疑问，再进行皮肤活检，以进一步诊断，确定痣的性质。各位"痣友"千万不要轻易用民间点痣偏方去除痣，以免带来毁容或感染风险。

痣与胎记的区别

痣与胎记不同。胎记是常见的皮肤病，表现为有颜色的斑块。据估计，我国有近 3 亿胎记患者。胎记会随着婴儿的生长而变大，颜色加深。如果胎记长在面部，不仅影响美观，还会产生严重的心理障碍。

胎记是皮肤在发育过程中出现结构异常增生而形成的，可分为色素型和血管型。色素型胎记为真皮中充满黑色素细胞和黑素颗粒，包括蒙古斑、太田痣、咖啡斑、先天性色素痣，表现为黑色、蓝灰色、灰褐色、淡褐色斑块；血管型胎记包括海绵样血管瘤、鲜红斑、草莓样血管瘤，表现为鲜红色、暗红色、紫红色或青紫色质软斑块。部分胎记会随着儿童的成长而逐渐消失，有些胎记会终身不退，并随着年龄增长而增大。胎记面积大小不等，形状不规则。

目前普遍认为遗传是形成胎记的主要因素。环境因素、营养因素也会影响儿童身体色素合成的生化过程，从而形成胎记。治疗的目的是去除皮肤色素沉着、修复容貌、改善患者的心理状态和生活质量。目前激光是消除胎记最好的治疗方法之一，其原理是利用激光的巨大高温能量，选择性地使病变组织破碎、分解，从而消除胎记。或采取液氮冷冻治疗，利用低温作用于病变组织，使其溶解、死亡。也可根据情况采用手术治疗。

"有痔之士"的烦心事

记得相声大师马三立先生说过一段相声,其中一句是"有'痔'不在年高",逗得观众开怀大笑。细想起来,这不算是一个笑话,而是披露一个事实:不论男女老少,也不论升斗小民还是名门望族,都可能患上痔疮。民间有"十人九痔"之说,说明痔疮发病率极高,症状轻者感到不舒服,重者痛苦不堪,甚至可能丧命。

历史名人的痔疮

汉文帝刘恒是个传奇人物,他治国安邦的水平暂且不表,单单他的痔疮一事就已流传千古。据《史记》记载,刘恒得了痔疮,其宠臣邓通舐吸痔疮上的脓血为其缓解疼痛,"吮痈舐痔"的成语由此而来，后来常比喻谄媚之徒趋奉权贵的卑劣行为。

慈禧年轻入宫时，就一直为痛经所困扰。年长以后又患久泻之症，大便带血，一众御医请脉会诊，结果诊断为严重痔疮，建议调理心脾，兼舒木郁，但收效甚微。虽然慈禧当时权倾朝野，无所不能，但却对这个小小的痔疮无可奈何，痛苦终生。

苏轼除了是大文豪、有名的美食家外，也是著名的"有痔之士"。得了痔疮的苏轼仍然没改其"好吃"的习惯。据说苏轼为了治疗痔疮，研发出"东坡茯苓饼"，"以九蒸胡麻，用去皮茯苓少入白蜜为饼食之"，每天食用，对痔疮疗效如何不得而知，但却无意中造福了后世一大波吃货。

张居正是明朝著名的政治家、改革家，内阁首辅大臣。万历十年（1582年）春节刚过，张居正的痔疮又犯了，痛苦不堪。脾气暴躁的他一怒之下就把痔疮给切了，不幸导致大出血，元气大伤。

毋庸置疑，法国皇帝拿破仑是欧洲历史上最杰出的军事家之一，在几十年的征战岁月中，他以欧洲、非洲为舞台，演绎出波澜壮阔的人生戏剧。就是这样一位叱咤风云、所向披靡、纵横无敌的英雄好汉，由于痔疮经常发作，一骑马便疼痛难忍，被折腾的心绪不定，没了脾气。1816年，著名的滑铁卢大战的前一天，暴雨如注，年近半百的拿破仑面临决战，他连续在泥泞中骑马奔波，终于导致痔疮破溃。第二天决战之时,他既无法跃马扬鞭,观敌瞭阵,也无法身先士卒,鼓舞士气,最终导致全军覆没。小小的痔疮,无情地使拿破仑和法国都遭遇了"滑铁卢"。有历史学家说,法国的历史因痔疮而改写,这么说一点也不为过。

古人对痔疮的认识

中医对痔疮认识的历史已有 4000 年,早在殷商时期的甲骨文中就有记载。西方医学之父希波克拉底(公元前 460—前 370)指出,痔是脾血和胆汁的废物积聚而成,痔出血就是这些积聚物的排泄。他认为痔血流出体外,可以预防胸膜炎、丘疹、脓肿和癫痫等病症。他的"痔非病论"反映了西方古代的体液学说,对后世具有极其深远的影响。17 世纪,当时普鲁士宫廷御医斯塔尔提出"痔是门脉系统调节血液的活瓣,是人体血液过多时的一种安全阀门,痔出血是一种自身净化的生命现象而不是疾病"。这种观念深入人心,广泛地流传于西方民间,如德语称痔为"金质脉管",古法语称"黄金之流",古意大利语称"血液泛滥"。这种观念长期遏制了人们对痔病探索的积极性,影响了痔病治疗的研究与发展,以致人们对痔病束手无策。中世纪的欧洲人尊崇菲亚克拉(Fiachra)为"痔的守护神"。有痔疮的患者常佩戴干蟾蜍和符篆,祈求菲亚克拉这位神的庇佑。

从文字上来看,痔疮在英文中被称为 Hemorrhoid,该词来自希腊语，Hemo 是"流血或出血"的意思，rrhoid 是"流出"的意思，加在一起有"出血或血液流出"的意思。但不是所有的痔都出血。以后拉丁语中又用 piles，意为球形或突起之意，是从痔的外形命名的。痔疮的狭义概念是直肠下端、肛管和肛门部位动静脉血管丛淤血、屈曲和扩张所形成的血管瘤。这些血管瘤柔软而富有弹性。然而，痔疮在中文的释义则比西方广泛得多，凡是肛门内或肛门周围出现的高低不平的血管瘤都可认为是痔疮，如肛门周围皮肤发炎、水肿或皮下血栓等也均列入痔疮的范畴。

痔疮到底是不是病

虽然人们对痔疮的认识已有数千年的历史，但是对痔疮究竟是不是病，是什么病，怎么引起的一直争论不休。中医认为"痔"是病字旁，说明它是一种病。痔的病因说法有多种。静脉曲张学说最初由希波克拉底提出，他注意到痔组织内充满扩张的静脉，因而认为痔是直肠黏膜下静脉曲张所致，这一学说一直处于正统的和重要的地位。后来西方多数学者认为痔是"血管性肛管垫"，即位于肛管和直肠的一种组织垫，简称"肛垫"，为出生前就存在的正常解剖结构，不是病，只有出现出血、脱出或疼痛时才算病。卡斯和亚当斯认为，痔是由于肛管支持组织变性引起肛垫下移的结果，并出现症状，这就成了病。关于痔的病因还有不下 10 种说法，这说明病因还不是十分清楚。

18世纪,解剖学的新发现给痔赋予现代概念。莫尔加尼认为痔是肛管黏膜下的曲张静脉。1975年,汤姆森认为肛垫为一环状的海绵状组织带,有精细的辨别觉;其内的动静脉吻合是肛垫良好的血量调节器;协助括约肌维持肛管的正常闭合,对维持正常排便活动有极其重要意义。由于长期便秘、肛垫感染、不良饮食习惯、妇女妊娠因素,逐渐导致肛垫慢性增生,动静脉吻合调节障碍,而出现出血、脱出、疼痛等症状,这就是痔。这一痔的新定义已被广泛采纳。

有关统计发现,在所谓的痔疮患者中,71%出现或轻或重的症状,而29%却没有任何临床症状,故有人认为,痔是人体的正常部件,无须诊治;只有当它出现明显症状,影响到日常生活质量,才需要治疗。任何年龄均可发病,以20~40岁多见,大多数人的痔随年龄增长而加重。

可以肯定地说,痔的发生与不良的生活习惯密切相关。保持有规律的生活,调理好饮食是预防痔的重要措施,在日常饮食中应保持一定数量的"食物纤维"。食物纤维通过肠道时,不受消化作用的影响,在吸收大量水分后,容易很快排出成形大便,这就缩短了大便在肠道停留的时间,从而发挥保护肠道功能的作用。

痔的发生与人类的直立体位有明显的关联,因为尚未发现四肢行走的动物有痔发生。肛门直肠位于盆部,其血管网因重力作用,影响肛门直肠的血液回流,且此处静脉无瓣膜,故易发生曲张。

痔疮的分类

痔分为内痔、外痔和混合痔。直肠与肛管交界处有一个锯齿样的线,叫齿状线。齿状线以上的痔为内痔,以下的痔为外痔,跨过齿状线的为混合痔。内痔的黏膜分布内脏神经,痛觉不敏感,但血管丰富,便血是内痔最早出现的症状,也是患者就医的原因。因害怕出血而人为地控制排便,可造成习惯性便秘。外痔的表面为皮肤,分布的是躯体神经,痛觉敏感,排便时疼痛加剧,但不易出血。混合痔兼有内痔和外痔的症状。

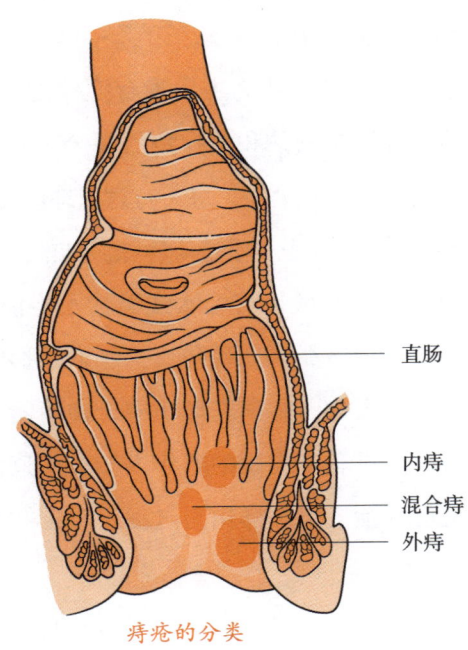

痔疮的分类

痔疮的预防和治疗

有人感觉家里最舒服的独处地点应该是卫生间。坐在马桶上，带上手机或一本小书，享受着不被打扰的美好时光，通常一坐就是 20 分钟。这是一种不好的排便习惯。最好每天清晨起床后喝一杯温水，或早餐后，利用"起立反射"及"胃结肠反射"引起排便。大便时要集中精力，一心不能二用，尽可能 3~5 分钟完成排便，这也是预防便秘，以及痔疮发生和发展的主要措施。另外，养成良好饮食习惯，少吃辛辣食物，少喝酒，多吃蔬菜和水果；保持良好的肛门局部卫生习惯对预防痔也有帮助。

痔的治疗以控制症状为主，没有症状的痔不需要治疗，手术需谨慎。提肛是预防和治疗痔的廉价有效的方法，通常患者取站立位，老年人坐位，每天有意识地收提肛门 1~2 次，每次连续 5~10 分钟。痔实质是痔静脉淤结的结果，患者睡前便后用万分之二高锰酸钾液温水或温盐水坐浴 10~20 分钟，可改善肛门局部血液循环，预防或抑制血栓形成，清除痔周围的污垢，预防炎症，是家庭环境中一种简便有效的预防和治疗痔的方法。患有高血压的老年人如有痔疮伴便秘，排便时也要避免像乔治二世那样用力过猛，防止发生血管意外或大量出血。

较严重的痔疮必要时可手术。但不能错误地认为痔切除

"有痔之士"的烦心事

是一个小手术,一切就好。若掉以轻心,稍有不慎,可发生严重的并发症,甚至造成大悲剧。布尔斯曾分析500例痔切除手术的并发症,有肛瘘、肛裂、肛管狭窄、大便失禁及粪块嵌塞等,这些并发症治疗起来也是非常头痛的,特别是大便失禁。

若从生活中的点滴小事做起预防痔疮,大家就不会有那么多烦心事了。

椎间盘突出与腰痛

过去有句俗话,病人腰痛,医生头痛,说明腰痛不易诊断,治疗较为困难,即使在今天,也不是一件容易解决的事。在中老年人,腰痛很常见,或轻微或严重,或尖锐或隐约,或瞬间或持续,症状繁多,但约 40% 的腰痛都与椎间盘突出有关。

人类站起来的代价

让我们先了解一下脊柱的来历和结构。约 10 万年前,从非洲走出来的一群智人逐步四肢着地慢慢站起来,后肢变成下肢,支撑走路,解放出来的前肢变成上肢,最终进化成现代人。这是一个难解的谜,是什么原因或机遇,导致在

250种灵长类动物中，只有人类选择了直立行走。两后肢着地使脊柱直立起来，扩大了活动范围，创造了无穷的财富，因而站在了动物链的最顶端。但人类也为此付出了诸多代价：脊柱的承重增加，引起腰椎间盘突出及腰腿痛、腹股沟斜疝、下肢静脉和精索静脉曲张、痔疮及下肢关节过度磨损等等，四肢走路的动物不会得这些病。由于站起来使骨盆变窄，地球上再也没有其他四肢动物分娩时比人类更痛苦了。

椎间盘的进化和结构

人类的脊柱是由脊索进化而来的。脊索是纵贯躯体的一根胶质棒，富有弹性。脊索所承重的能力是有限的，为此脊索开始节段性骨化，形成椎体。椎体向后延伸把脊髓包绕保护起来。椎体之间残留的部分脊索形成椎间盘的髓核，这样，脊柱既能支撑人体躯干，又能保持一定活动度。成人脊柱由26块椎骨和23个椎间盘通过韧带、关节联结而成。一节又一节的椎骨和椎间盘有一定的运动度和弹性，有利于行走、跳跃和负重，减缓振荡以保护脑和脊髓。脊柱支撑躯体，使体重有了更好的受力者，让肌肉获得坚强的支点，运动时不至于因肌肉的收缩而使躯干缩短或变形，也为内脏器官提供了支持和保护。

墨西哥国家人类博物馆馆藏的一个公元前2000年的脊柱样花瓶，它的形态准确地展示了腰椎的椎体、椎板、关节突，椎体间的间隙代表椎间盘，这可能是人类对脊柱最早的认识。1543年，维萨里首先描述了椎间盘的大体结构。1742年，魏特布莱希特（Weitgbrecht）描述了一种位于椎体间的软骨组织，能将相邻椎体连在一起，这就是椎间盘的纤维环。

椎间盘位于相邻两个椎体之间，既不是骨骼一样的硬组织，也不是肌肉一样的软组织。椎间盘周边为纤维环，中央为髓核。纤维环分层而列，各层内的纤维排列方向呈斜形，而相邻两层的胶原纤维方向不同，彼此交错，以加强其韧性。纤维环90%为胶原纤维，10%为弹性纤维，少量蛋白多糖。髓核由蛋白黏多糖、胶原蛋白和70%~90%的水组成。椎间盘的纤维环和髓核没有血管分布，其营养通过周围组织扩散获得。腰部的椎间盘最厚，约9 mm；胸部的最薄，约5 mm。

髓核的上、下表面各覆有一层透明软骨，称终板。有意思的是，终板是一个"两面派"，形态上它属于椎体的一部分，有点像其他关节表面的关节软骨，而功能上则地地道道属于椎间盘的组成部分。纤维环、髓核和终板构成了一个完美的功能复合体，既有强度，又有韧性和弹性，恰到好处地将相邻的两个椎体联结起来。现代临床解剖学将椎间盘，上下终板和前、后纵韧带称为一个脊柱运动单位。除"人体躺平"外，椎间盘始终承受着不同姿势的压力。不同的体位，椎间盘的承重力不同。正确"使用"椎间盘，是减少或避免椎间盘突出的良好生活习惯。

椎间盘突出与腰痛

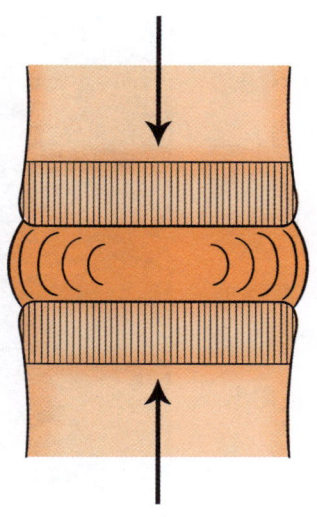

椎间盘的垂直受力

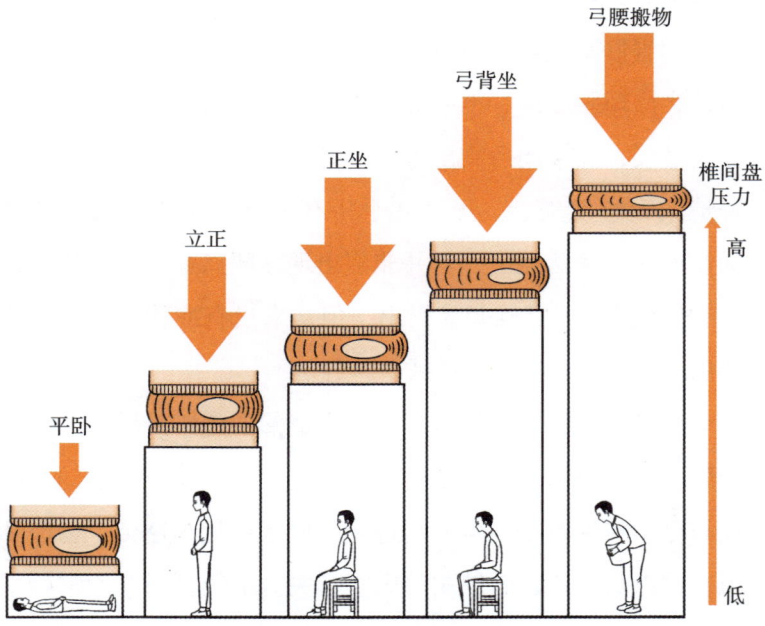

不同体位椎间盘的受压状态比较

在日常生活或劳动中，椎间盘始终承受着不均匀的压力。如腰姿不当，腰部处于屈曲位时，突然加以旋转则可诱发髓核被挤出；或在未有充分准备时突然负重，使椎间盘负荷陡增，也易引起髓核突出。椎间盘的纤维环破裂，髓核从破裂处突出（或脱出）于后侧方或椎管内，脊神经根和脊髓受到刺激或压

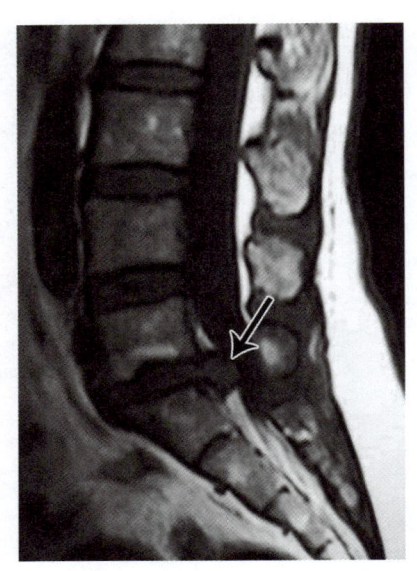

椎间盘突出的磁共振影像
（箭头示）

迫，会出现腰腿痛、下肢麻木等一系列临床症状。如纤维环完全破裂，髓核向后突出进入椎管，可压迫马尾神经，严重者造成大小便失禁。虽然几乎所有人都不可避免地出现椎间盘退变，髓核突出，但并非都出现腰腿痛症状。有的人在CT检查时发现有椎间盘突出，但从来没有症状，那是因为突出的髓核没有压迫脊髓或脊神经。

到了青春期，椎间盘基本发育成熟。随年龄增长，组织细胞、大分子物质慢慢出现退行性变化，从而导致椎间盘物理与化学特性改变。椎间盘退变的原因可能与遗传、物理环境、过重负荷或营养缺失等因素有关。椎间盘退变通常始于终板内毛细血管减少，逐渐阻断了髓核的营养通道，致髓核

含水量减少，弹性降低。久而久之，髓核局部硬化。椎间盘的退变是一个渐进的病理性过程，年龄是一个重要的影响因素，因此老年人在运动时要悠着点，绝不能做突然腰部用力、反复屈伸转动的动作。除了上述因素外，一些外部因素也能诱发椎间盘突出，如剧烈咳嗽、打喷嚏、打呵欠、伸懒腰、便秘时用力排便等。

脊柱腰段活动度大，承重量大，故椎间盘突出多发生在第4、5腰椎间或第5腰椎与第1骶椎间，约占98%。颈部活动虽也较多，但负重轻，故颈椎间盘突出症较少见。胸椎因与肋骨相连，活动度小，胸椎间盘突出症很少发生。

发现髓核

德国著名的病理学家许莫（Schmorl）是研究椎间盘的先锋，1927—1931年，先后发表了11篇有关椎间盘解剖和病理的文章。许莫最早发现髓核向上或向下突破终板进入邻近的椎体这一现象，故以他的名字命名为"许莫结节"。可惜他本人没有得到过那些腰椎手术所取的"椎管内生软骨瘤"组织，否则"椎间盘突出症"这一疾病名称的诞生可能要提前好多年。

在1932年之前，没有人知道腰椎间盘突出症突出的究竟是什么，对于存在腰神经压迫并产生下肢神经症状的病例，认为是发生于椎间隙的"骨软骨瘤"或"内生软骨瘤"。

  1932 年，美国波士顿芬威医院的实习医生巴尔，每天照样早晨 6 点到病房抽血，8 点交班，8 点半查房，9 点之前进手术室。米克斯特（Mixter）医生是巴尔的带教老师，同时也是麻省总医院的神经外科医生。这一天，他们像往常一样进入手术室，为一名"腰椎椎管内肿瘤"的患者实施手术治疗，术后摘除的组织病理诊断为"内生软骨瘤"。但是，巴尔不同于其他实习医生，肯动脑筋，善于思考，他请求将手术摘除的"内生软骨瘤"与正常椎间盘组织进行病理比较，米克斯特同意了这一请求。

  结果出乎他们的意料，病理结果显示二者结构完全相同，这是首次确认突入椎管内的"内生软骨瘤"是髓核，否定了过去把这种突出物诊断为"内生软骨瘤"的报道。他们继续对麻省总医院以往 20 多个类似病例所取的病理组织进行重新认定，结果发现当初所有被诊断为"内生软骨瘤"的病理组织其实均为椎间盘髓核组织。之后的事情应该是让许多年轻医生都羡慕的事了。1934 年，米克斯特和巴尔联合署名，在《新英格兰医学杂志》上发表题为《累及椎管的椎间盘破裂》的论文，以此为标志，开启了骨科的"椎间盘时代"。2 年之后，巴尔因其在"椎间盘突出症"的诊断和手术治疗上的突破性贡献，被破格提升为副教授。

什么是椎间盘突出症

椎间盘突出症是一种退行性疾病,有医学史记载以来,人类就受腰椎间盘突出所致腰腿痛的困扰。原始文化将其归结为妖怪作祟。约公元前2700年新石器时代晚期,黄河流域的中华祖先,初步总结了洪荒时期先辈们为求生存与大自然搏斗过程中逐渐积累起来的原始推拿经验,并逐步发展成为早期的医学模式。据《史记》记载,黄帝时期,已将推拿术用于临床。到了春秋战国时期,推拿按摩已基本成为广泛应用的医疗手段。中医经典著作《黄帝内经》介绍了腰痛的手法治疗,至今仍对临床有一定指导意义。而在西方,公元前400年希波克拉底描述了"坐骨神经痛"的表现,实为腰椎间盘突出症,记述了用牵引和按摩治疗腰腿痛,所用的方法是治疗师在病人的背部跳跃或来回走动。1764年意大利科图尼奥(Cotunio)撰写了一本关于腰椎间盘突出症的书,当时将坐骨神经痛称为"科图尼奥病"。1809年奥本海姆(Oppenheim)和克劳斯(Krause)完成了首例椎间盘突出摘除术,取出的椎间盘组织被病理医师认定为"椎管内生软骨瘤"。1857年魏尔肖(Virchow)首先描述了腰椎间盘突出,他在尸检中发现椎间盘破裂、突出,归因于外伤,称椎间盘突出组织为"魏尔肖肿瘤",但并不知道其与腰腿痛的关系。

椎间盘突出的治疗

椎间盘突出的治疗方法很多。发病早期或症状较轻者宜保守治疗（非手术治疗）。中医外科早在公元前 2700 年已应用推拿按摩和牵引法等治疗痹病（腰椎间盘突出症），因其治疗效果良好，至今仍在使用。实践证明，循序渐进的腰背肌锻炼在椎间盘突出症康复中起着不可忽视的作用。保守治疗就是用上述疗法使有症状的椎间盘突出症变成无症状的椎间盘突出症（也称"寂静椎间盘"），如能达到这个目标就算"临床治愈"了。

保守治疗无效或症状较重者可考虑手术治疗。后路腰椎间盘突出摘除术是治疗腰椎间盘突出症的经典手术方式，主要有全椎板、半椎板腰椎间盘突出摘除术和椎板间开窗腰椎间盘突出摘除术三种，该类手术可由神经外科或骨科医师完成。随着骨科器械的发展，经后路椎板切除减压、髓核摘除椎间植骨融合联合内固定手术已经成为目前常用的手术方式。

这些手术方法各有利弊，应取长补短。目前，椎间盘突出的微创手术，如经椎间孔入路、单边双通道内镜手术等，医生根据椎间盘突出的类型来选择相应合适的微创术式，解除髓核对神经根的压迫，优于传统手术效果。目前也有基因疗法、组织工程疗法等，但效果都不太靠谱。

椎间盘突出患者在治疗过程及以后的康复中，要少做使用腰部力量的高强度体力活动，必要时可局部适当制动，减轻疼痛，消除腰部肌肉疲劳，以利于康复。

腰痛不一定是腰椎间盘突出

需要说明的是，60%的腰痛并不是腰椎间盘突出引起的。一些中青年患者长时间站立、久坐或开车，他们感觉腰部紧张、酸痛，阴天下雨更为明显，摸上去腰部肌肉硬邦邦的，像一根绳索绷得很紧。到医院做了一大堆检查，结果腰椎间盘没问题，其实这是一种退行性病变或腰肌劳损，属于慢性非特异性腰痛。只要到理疗科或康复科进行腰肌松解治疗，缓解肌肉紧张，促进腰部血液循环，就能缓解疼痛。同时改善工作状态，冬天热敷腰部，腰肌的功能就会慢慢恢复正常。

腰椎间盘突出可自愈

大多数腰椎间盘突出患者需要手术、牵引或物理疗法等才能得到缓解或治愈。但在长期的医疗实践中我们惊喜地发现，有的腰椎间盘突出患者在保守治疗或未治疗的情况下，会出现自然吸收、缩小甚至消失的现象，这就是所谓的自愈，但这种幸运的概率并不高。腰椎间盘突出自愈的机制主要与免疫反应有关。正常是椎间盘组织具有免疫特权，但当髓核突出到硬膜外空间时，会引起自身免疫反应，分泌细胞因子和趋化因子，吸引巨噬细胞浸润。巨噬细胞在这个过程中发挥着关键作用，它分泌多种炎性因子，促进突出的髓核组织降解和吸收，诱导新生血管形成，为自愈创造有利条件。

　　虽然椎间盘突出能自愈，保守治疗也能改善症状，微创手术效果也不错，但都不如预防椎间盘突出更能受益。在日常生活中不要掉以轻心，保持良好的姿势，避免长时间弯腰或久坐，加强腰肌锻炼，就能够预防椎间盘突出的发生。

说古道今白内障

1975年,毛泽东主席患有老年性白内障,几近失明,因为心肺功能较差,无法接受白内障摘除手术。著名中医师唐由之为毛主席实施金针拨障术,据说用时仅4分钟,手到病除。刚一术毕,毛主席暂时无法视物,盲书了鲁迅先生这首诗:"岂有豪情似旧时,花开花落两由之,何期泪洒江南雨,又为斯民哭健儿。"赠送给唐由之医生,以示谢意。此后毛主席较好地恢复了视力。

古人对晶状体的认识

古希腊人认为视觉可能是来自眼睛内部燃烧的圣火,而晶状体则是将圣火能量传递到大千世界的发射器。哲学家恩

解剖那些事
—— 人体、解剖刀与羊皮纸

培多克勒注意到火光会映照在眼内,因此他认为上述理论是正确的,在其作品中将眼睛的功能与日月的作用相提并论,他写道,人们只知道灯中跳动的火光可以照亮前行的道路,……但是他们却不懂得这光芒原来深藏于瞳孔后方的眼眸中。几个世纪后,有人提出质疑。英国哲学家培根大胆预言,灵魂通过晶状体的折射使环境得到"升华",而与此同时,环境本身也会映入我们的眼眸。

到了 17 世纪,人们才逐渐弄明白视觉的成因,晶状体只不过是一个屈光镜。光线通过角膜、房水、晶状体、玻璃体的折射,在视网膜上聚焦,视网膜兴奋后发出冲动经视神经到达视觉中枢,人们才能感受到缕缕亮光,从而认识日月星辰,万千世界。

"白内障"这个词源于希腊语"kataraktes",原意为"瀑布或闸门",形容阻碍视力的屏障。患者因晶状体发生混浊,射入眼内的光线被遮挡,导致视力下降或失明,称为白内障。发生白内障的原因与遗传、年龄、营养、环境、内分泌或外伤等有关。白内障刚开始发病时没有任何征兆,随后逐渐出现视力减退、阅读时眼睛很容易出现疲劳。随着晶状体混浊度的加重,会出现复视、怕光、看物体颜色较暗或呈黄色等,这种情况任其发展,最后会导致视力进一步降低,甚至失明。

晶状体的结构

　　晶状体位于角膜和虹膜的后方,玻璃体的前面,为双凸透镜状透明组织,富有弹性,通过检眼镜,经角膜、瞳孔、晶状体、玻璃体可看到眼底视网膜上的结构。晶状体外包一层富有弹性的晶状体囊,被四周的悬韧带悬挂在虹膜之后的睫状体上。晶状体的直径约 9 mm,厚约 4 mm。晶状体就像照相机里的镜片一样,有屈光作用,但它最重要的作用是通过睫状肌的收缩或松弛改变屈光度,使看远或看近时眼球聚光的焦点都能准确地落在视网膜上,看得清晰。晶状体本身没有血管,它所需的营养来自晶状体囊和房水。

　　白内障由年龄、外伤、遗传、糖尿病、药物等诸多因素造成,其中以年龄因素为主。随着年龄的增长,晶状体代谢能力降低,逐渐浓缩,失去弹性,调节能力下降,出现视物模糊,视物异常。如晶状体代谢能力进一步降低,则出现混浊,即形成老年性白内障。目前尚没有预防老年性白内障的有效方法。

金针拨障术的由来

　　手术治疗白内障已有3000多年的历史。传说古埃及时代最早尝试拨障术治疗白内障,其方法是,用细针插入眼睛内,将混浊晶状体挑拨离开瞳孔,患者立马重见光明,但视物模糊不清。最早记录白内障手术的是公元前600年的印度,称金针拨障。后来金针拨障术传入中国,与中医针法融合,通过改良再创新,形成中国特色的金针拨障术,并积累了丰富的经验。唐朝可谓是金针拨障术的黄金时期。据记载,长安城形成了"眼科"一条街,聚集了许多专做金针拨障的"眼科专家",这门绝技曾传到西方多国和日本。到了17世纪,金针拨障术在西方国家生根开花。但是晶状体移位只能起到视力改善作用,患者在看东西时依然会感到模糊不清。

白居易曾深受白内障折磨之苦,有诗为证:"眼藏损伤来已久,病根牢固去应难。医师尽劝先停酒,道侣多教早罢官。案上漫铺龙树论,盒中虚贮决明丸。人间方药应无益,争得金篦试刮看。"对于医治之道,也是各有高招:道家劝他早早罢官,潜心修道;医生劝他少喝酒,并且服用"决明丸"。从诗中可知,对于医好眼疾这件事,白居易是很上心的。他当时正在阅读眼科专著《龙树论》,药盒中存放着"决明丸"。但是,"人间方药应无益,争得金篦试刮看",说明他已认识到服药无效,得求助于手术治疗,只能用金篦来刮除眼中的障翳。白居易接受"金篦"疗法之后,写下了术后感:"万般灵药皆无效,金针一拨日当空。"

白内障术式的改良

东方世界此前治疗白内障的方法只是将混浊的晶状体推

入眼球的深面，离开瞳孔。而欧洲的白内障治疗则发展为晶状体摘除术。1722年，法国医生圣伊夫最早实施了晶状体摘除术，这是白内障手术技术的飞跃。1745年，达维耶尔（Daviel）用三角刀在眼球的前下方角膜缘处做一切口，掀开角膜，切开晶状体囊前壁，用细针扎住晶状体后将其拿出来。1865年，格雷费（Graefe）对白内障手术方法进一步改进，在眼的上半部切开，经虹膜后方取出晶状体。以上手术都不同程度地破坏了晶状体囊，直到1877年，才开始采用囊内白内障摘除术。

人工晶状体诞生

人工晶状体的诞生是一个意外。在第二次世界大战时，一架英国喷火式战斗机被德国战机击中，座舱盖碎片弹入飞行员的眼内，飞行员万幸逃生。当年的技术无法将碎片取出，结果碎片在飞行员眼内一待就是3年。令人惊讶的是，几年后经检查，弹入座舱盖碎片的眼睛竟没有发生炎症反应。1947年，英国医生里德利在做白内障摘除术时，身边的实习医生想起此事，灵机一动：座舱盖碎片与眼球有相容性，为什么不把它做成晶状体的形状，放入患者眼中代替混浊的晶状体呢？当时的座舱盖玻璃就是丙烯酸酯做的。这话触发了里德利的灵感，他开始研究用丙烯酸酯制作人工晶状体。1949年11月，第一代丙烯酸酯人工晶状体诞生并用于临床。

然而，里德利发明的人工晶状体虽然效果不错，却容易发生脱位。原来手术要做角膜缘切口，将晶状体拿出，再把人工晶状体植入，操作过程中破坏了包裹在晶状体外面的那层膜（晶状体囊）和悬韧带。这样相连的悬韧带也就失去了作用。为何不保留晶状体囊和悬韧带，将人工晶状体放入囊内，利用晶状体囊和悬韧带的支撑作用将其固定，最小限度地影响解剖结构，晶状体不就不脱位了吗？里德利瞬间茅塞顿开，于是他把晶状体囊前外侧剪一个小洞，将混浊晶状体取出，把人工晶状体放进囊内，手术效果非常好。

1967年，凯尔曼（Kelman）设计了超声乳化仪，开始用于白内障超声乳化术。1990年，动力型超声乳化向抽吸型超声乳化转变。方法是将晶状体乳化器探针插入晶状体，在每秒4万次超声波震荡作用下，将其击碎成乳糜样吸出，然后植入人工晶状体。晶状体囊和悬韧带丝毫无损。当患者醒来时，恢复了视力，并且也几乎不需要再佩戴眼镜。进入21世纪，有了折叠晶状体和激光乳化仪，只需要在眼球做一个不到2 mm的切口，将晶状体囊切一个小洞，激光打碎白内障并吸出，再把5.5 mm的人工晶状体折叠起来，用推助器推入后自动展开。经过20多年不断改进、完善，白内障乳化技术已成为世界公认的先进而成熟的白内障治疗术式。

近年来，科学家研发出一种更为神奇的激光——飞秒激光，飞秒（femtosecond）也叫毫微微秒，是标衡时间长短的计量单位（1飞秒等于1/1000万亿秒），飞秒激光是人类目前在实验室条件下所能获得最短脉冲的技术手段。飞秒激光在瞬间发出的巨大功率比全世界发电总功率还大。随着技术的不断发展，飞秒激光应用于白内障手术领域，使白内障手术的无刀时代终于到来了！飞秒激光在制作切口时无须用刀，整个过程完全由电脑数字化控制飞秒激光来完成，比之前手工操作的切口更精准、更微创，恢复更快。

当下，在眼科中心做一个白内障手术，恐怕是件稀松平常的事情了。超声乳化吸出联合人工晶状体植入术手术量已近千万，越来越先进的白内障治疗技术已造福了越来越多的老年白内障患者。耄耋老人保有良好的视力，能看书写字，饱览祖国的大好河山，享受幸福的晚年生活，这也是中国梦的一部分！

解剖那些事
——人体、解剖刀与羊皮纸

走出无声世界

希腊神话中描述了一个无恶不作的半人半牛怪物,名叫米诺陶洛斯(Minotaurs)。克里特岛(Creta)的国王米诺斯(Minos)为了困住米诺陶洛斯,为民除害,在克里特岛上修建了一个复杂无比、无人破解的迷宫,叫作 Labyrinth。果然怪物一进去就迷失了方向,走投无路,被猎手成功抓捕。让米诺斯国王做梦都没有想到的是,他建造的这个 Labyrinth,竟成了现代解剖学教科书中内耳迷路的代名词。

人体中的 Labyrinth

公元前 2500 年,在埃及最著名的科学文献埃伯斯莎草纸卷轴中,有颞骨的战伤及其如何影响听力和语言的描述,由此知道了颞骨伤与听力的关系。后来人们才知道，实际上是损伤了颞骨内内耳造成的听力障碍。罗马皇帝马可·奥利略的私人医生嘉里诺解剖了大量的狗和猴子的耳。即使没有显微镜和精密的解剖器具，奥利略也能够解剖出内耳，由于里面的管道结构错综复杂，如同克里特岛上的迷宫，故将其命名为克里特迷宫（Creta Labyrinth），但他承认对这种结构的功能一无所知。19世纪东方学者引进labyrinth这个名词时，将其翻译成汉字"迷路"，以表示其与内耳的结构相似。

1543年维萨里描述了前庭窗和圆窗的位置以及锤骨和砧骨，由于容纳听骨的小空间与小鼓的形状相似，故将其命名为鼓室。此后，来自那不勒斯24岁的医学生科图尼奥（Cotugno）继续前人的工作，发表了一篇令人印象深刻的研究报告——《耳蜗结构及其在人类听觉中的作用》，他在迷宫中找到了听神经的分支及其终端，还描述了内耳的外淋巴。

到了19世纪中叶，考蒂（Corti，1822—1888）受解剖学家柯立克（Kölliker）的邀请到维尔茨堡市工作。柯立克将考蒂介绍给荷兰的科尔克（Kolk）和哈丁（Harting）教授。考蒂看到两位荷兰教授在显微镜下进行内耳解剖，大开眼界。他也用这些技术观察了猫、狗、猪、羊和人的200多个耳蜗，于1851年发现耳蜗基底膜上的特殊结构与听觉有关，发表的论文震惊解剖学界。后人为了纪念考蒂做出的巨大贡献，把这个特殊结构命名为考蒂器（Corti organ），即现在所说的螺旋器。

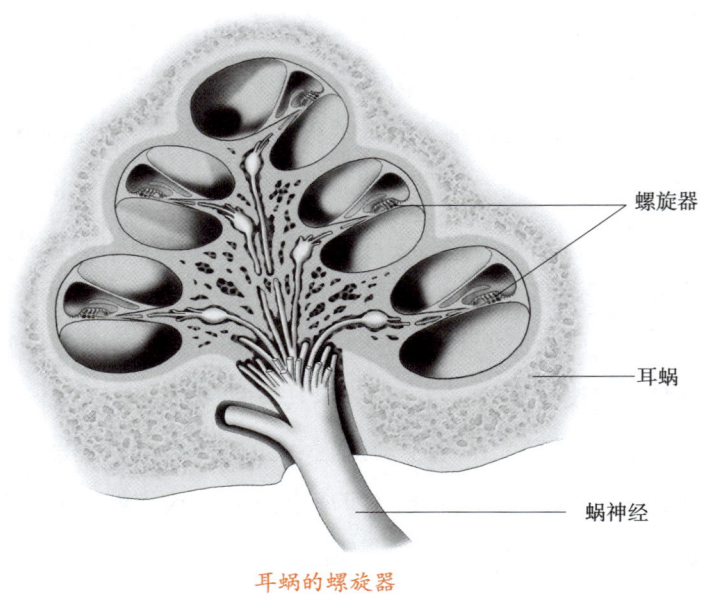

耳蜗的螺旋器

耳的结构

耳分为外耳、中耳和内耳。耳郭、外耳道和鼓膜为外耳，鼓室、听小骨、咽鼓管及鼓窦为中耳，与听觉和平衡觉有关的耳蜗、前庭和半规管构成内耳。

中耳为一含气的不规则腔隙，大部分位于颞骨岩部内，向外借鼓膜与外耳道相隔，向内与内耳相毗邻，向后与乳突小房相通，向前借咽鼓管与鼻咽部相通。咽鼓管成为沟通鼓室与鼻咽的通道。鼓室内的听小骨（锤骨、砧骨和镫骨）通过关节构成听骨链。当声波振动鼓膜时，听骨链相继运动，将声波的振动转换成机械能传入内耳。鼓膜、听骨链均可影响听力。在16世纪，据说瓦尔萨尔瓦在博洛尼亚大学16年的教学和科研中，解剖了上千个中耳，对听小骨做了深入研究，最早提出听骨链不连续为听力丧失的原因之一。

咽鼓管是意大利解剖学家欧斯泰基安（Eustachian，1514—1574）发现的，故又称欧氏管，它可保持鼓室与外界的气压平衡，当外界即将放炮时，张开口，就能预防鼓膜内陷或穿孔。由于咽腔的黏膜通过咽鼓管黏膜与鼓室黏膜相连，故感冒时，鼻腔黏膜的炎症可蔓延到鼓室，引起中耳炎。小儿的咽鼓管接近水平，管腔短，内径宽，故感冒时更易引起中耳炎。

所有中耳病变都会不同程度地影响听力。如鼓膜穿孔、听骨链病变等，可通过人工鼓膜修补、听骨链重建来恢复听力。

内耳由一些埋藏在坚硬骨质内的弯曲管道和膜囊所组成，构造复杂，管道盘旋迂曲成迷路。内耳迷路外壳质地坚硬，称"骨迷路"。骨迷路内藏着和它形状相仿的由结缔组织膜构成的"膜迷路"。骨迷路和膜迷路之间有外淋巴。膜迷路内含有内淋巴（一种清澈的类似于淋巴的液体），这种内淋巴不和外界直接交通，因此膜迷路是一个盲管系统。外淋巴循环进入颅内蛛网膜下腔。

骨迷路就像钢铁堡垒，充满在膜迷路周围的外淋巴就像减震的泡沫海绵，形成了膜迷路可靠的保护层。有了这个保护层，娇嫩的膜迷路就不会因为头部的剧烈活动而受到影响。膜迷路是内耳中复杂的复合装置。根据功能，内耳分为半规管、前庭和耳蜗。半规管和前庭与人体平衡有关。耳蜗与听觉有关，核心结构构成螺旋器。平衡觉和听觉的信息通过前庭蜗神经传到大脑。这条传入神经最早叫听神经，那时人们以为它只与听觉有关，后来发现这条神经的一部分与位置感觉有关，又将其改名为位听神经，不知后来为什么国际解剖学名词委员会又将位听神经命名为前庭蜗神经。

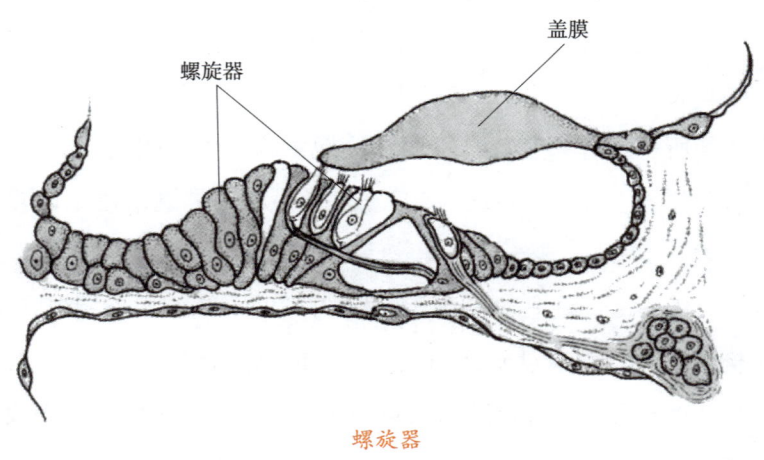

螺旋器

神经性耳聋的救星：人工耳蜗

耳聋分为传导性耳聋和神经性耳聋。前者因声波从外耳、中耳向内耳的传导过程中出了问题，如鼓膜穿孔、听骨链损坏，声波不能传导到耳蜗螺旋器（考蒂器），使听力下降或完全耳聋，通过手术或药物治疗，有可能改善或治愈；后者是由于听神经受损而耳聋，不论是先天性的（听神经先天发育不良）还是后天性的（药物损伤）耳聋，目前还没有什么良药可以治疗。人工耳蜗助听器简称人工耳蜗，已经使神经性耳聋患者走出无声世界。人工耳蜗是一种电子装置，由体外言语处理器将声音转换为一定编码形式的电信号，通过植入体内的电极系统直接兴奋听神经来恢复或重建聋人的听觉功能。随着电子技术、计算机技术、语音学、电生理学、材料学、耳显微外科学的发展，人工耳蜗已经从实验室进入临床应用。现在全世界已把人工耳蜗作为治疗神经性耳聋的常规方法，我国已将该手术列入国家医保体系。

早在1790年，意大利物理学家伏特（Volt，1745—1827）发现电刺激听觉系统有产生声音感觉的现象（为了纪念伏特的贡献，就以伏特作为电压单位）。他将两个金属杆置于自己的双耳中，加以50伏特的电压，产生了"摇晃的感觉以及听到了像煮沸的浓汤一样的声音"。此后，类似的实验时有开展，但一直没有达到实用水平。直到20世纪初，电子音响放大式助听器问世。

1957年，法国朱诺（Djourno）医生和阿尔及利亚籍外科医生埃里耶斯（Eyries）首次将电极植入一位耳聋患者的耳蜗内，使该患者获得音感。20世纪60年代，欧美等国的科学家也成功地通过电刺激使耳聋患者获得听觉。1961年，美国医生豪斯（House）研制了类似的设备并将其植入了3位患者体内。1969年，豪斯与厄班（Urban）协力开发出了第一款可携带式的人工耳蜗。1972年，豪斯-3M单通道人工耳蜗成为第一代商品化助听装置。

1977年，世界上第一款多通道人工耳蜗助听器在奥地利维也纳进入临床，使成千上万的聋人进入有声世界，走上正常人生活的轨道。1982年，澳大利亚的Nucleus 22型人工耳蜗通过FDA认可，成为全世界首先使用的新型耳蜗装置。至2010年初，全世界有数百万聋人使用了该型号人工耳蜗助听器，其中半数以上是儿童。在1995年，中国人工耳蜗植入开始应用于临床，技术已经成熟。

人工耳蜗助听器植入手术采用全身麻醉，植入电极后进行电极阻抗测试和神经反应遥测。手术一般采用耳后切口。切口分为两层，表层为皮肤及皮下组织，深层为颞筋膜及肌骨膜瓣。整个皮瓣向后翻开，暴露乳突区骨皮质。行单纯乳突切除术，用电钻于乳突后上方颞骨磨出一个移植床，将接收器植入。之后挑开已暴露的圆窗膜，通过圆窗入路或者鼓阶入路将电极植入耳蜗内。

人类获得正常的语言不仅需要正常的听力，还需要听觉语言中枢的正常发育，这就是为什么语前聋（学会说话前耳聋）患者即使植入了人工耳蜗，他们可以听到声音，但是听不懂语言、不能讲话。研究表明人类的听觉语言中枢在5岁左右就发育完成，语前聋患者在语言发育前就发生了耳聋，失去了听觉语言中枢正常发育的机会,失去了可塑性。对于语前聋患者的最佳植入年龄是5岁之前,通过听到声音,促进听觉语言中枢正常发育。

对于成人语后聋(学会说话后耳聋)患者,他们的耳聋原因可能是突发性耳聋、药物性耳聋等。这些成人耳聋患者在耳聋之前,他们曾经有正常的听力,并且获得了正常的语言,其听觉语言中枢得到了充分的发育,是最佳的人工耳蜗植入适应证,在接受了人工耳蜗植入后,重新获得听力,能够唤起他们过去对语言的记忆,因此这类患者能够在较短时间内恢复语言能力。

人工耳蜗助听器植入后1个月开机。因不同人工耳蜗装置的设计原理不同,其使用的调机硬件、软件不同,调机方法、过程和参数也不同。人工耳蜗装置包括体内的植入体和体外的言语处理器。调机是通过电脑及专门的设备,由专业人员调节每一个人工耳蜗助听器中的参数使之为患者提供最舒适、最有效的刺激并让患者舒适地听到各种声音的过程。

植入人工耳蜗助听器是目前公认的神经性耳聋唯一的治疗办法。如果要想让这个手术效果好,而且佩戴时间长,就一定要注意术后的调机和护理。除了人工耳蜗助听器能够正常工作以外,语言训练也很重要,包括家庭和社会的康复,都是决定术后听力和语言恢复效果的关键因素之一。

老年耳聋患者多数为语后聋,耳聋的原因多为老年渐进性听力减退，直接使用人工耳蜗助听器效果不太好。随着人口寿命的延长，老年人的生活质量也越来越多地受到社会、家庭的关注。采用多种方法，增强老年人的听觉和语言交流能力，改善心理状态，获得自信，从而提高生活质量，这也是中国梦的一部分。

扁桃体的福与祸

扁桃体位置表浅，易于看到，故早已为人类认识。古希腊医生希波克拉底和古罗马医生盖伦都曾在其著作中描述过咽扁桃体的形状和位置，但不清楚扁桃体有什么用处。在16世纪，维萨里详细观察了人体咽部的结构，并首次准确绘制了扁桃体的解剖图。到19世纪初，科学家们开始怀疑扁桃体的作用可能与人体的免疫有关。20世纪初，随着免疫学的兴起，科学家发现扁桃体实际上就是淋巴系统的一部分，富含淋巴细胞。研究表明，扁桃体可以捕捉和过滤从鼻腔和口腔进入咽部的细菌和病毒，尤其对儿童而言，它是建立免疫系统的重要部分之一。

认识扁桃体

　　扁桃体是聚集成团的淋巴组织，类似于淋巴结，形似扁桃核，故称之为扁桃体。扁桃体包括位于咽峡两侧扁桃体窝内的腭扁桃体、舌根部的舌扁桃体、咽后壁的咽扁桃体和咽鼓管口处的咽鼓管扁桃体。这些扁桃体位于咽峡周围，构成咽淋巴环，瓦尔代尔最早描述这个环，故咽淋巴环又称瓦尔代尔环（Waldeyer ring），是人体对抗呼吸道和消化道感染的第一道防线或屏障。在咽淋巴环的外围还有由淋巴结组成的外淋巴环，故咽淋巴环又称内淋巴环。咽淋巴环每天产生大量的淋巴细胞，是人体消化、呼吸系统的门户，对经咽峡进入消化、呼吸道的细菌起到吞噬、抑制生长的免疫作用。当有细菌入侵时，往往首先由扁桃体发生反应，出现扁桃体红肿、咽喉肿痛、吞咽困难，进而引起外淋巴环的淋巴结肿大，最常见的是下颌下淋巴结肿大，这是机体的正常免疫反应。发生反应的程度有个体差异，有的人可能反应很小，有的反应剧烈，甚至出现发热、头痛等全身症状。

　　一般所称的"扁桃体"是指腭扁桃体，张开口时可在舌根两侧的扁桃体窝内看到一花生米大小的小桃，是咽淋巴环中最大的一对，血液供应丰富。腭扁桃体表面坑坑洼洼，当扁桃体严重感染时，脓液沉积在洼陷处，表面可见数个白色小斑点。2~5岁时扁桃体发育最快，对炎症反应最为激烈。

扁桃体的福与祸

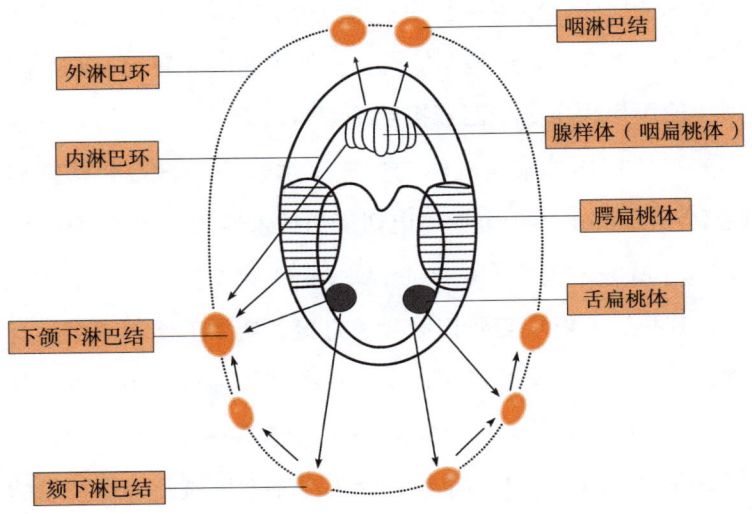

咽淋巴环，内环由扁桃体组成，外环由淋巴结组成

通常所说的扁桃体炎，就是指腭扁桃体炎，反应最早也最为明显。在儿童期，如果扁桃体反复发炎，长期不愈或时愈时发，扁桃体吞噬细菌的能力就会削弱，因而扁桃体就成为人体发生其他感染性疾病的发源地。扁桃体是福，在一定情况下也是祸。

早期的扁桃体切除术

最早做扁桃体切除的是 3000 年前的印度医生，但不清楚是用何种工具和方法。公元 1 世纪罗马帝国时期的科尼利厄斯·塞尔苏斯（Cornelius Celsus）是第一位描述扁桃体切除术的医生,他用自己的手指抠出扁桃体,没有麻醉完成了手术,患者不知道是怎样忍受剧烈疼痛的。公元 1000 年,阿拉伯医生阿布·卡西姆提到了"喉咙阻塞物",即采用炙热的铁片烧灼感染扁桃体的粗放手术方法。1865 年伏托里尼(Voltolini)第一个通过电切烧灼技术切除肥大的扁桃体。1868 年威廉·迈耶(Wilhelm Meyer)详细描述了扁桃体肥大,并将这一发现与张口呼吸、打鼾、典型的面部表情、耳聋、反复发作的中耳炎和言语不清的特征性改变相关联。基于这个结论,他对 2700 名儿童进行检查并做了扁桃体手术治疗。在扁桃体切除术的早期,因为受手术器械及操作技术的限制,手术仅仅是扁桃体切开或扁桃体部分切除。规范的扁桃体完整切除术的开展仅有 100 年的历史。

英国医生托马斯·威利斯(Thomas Willis)观察到扁桃体感染时会肿胀,这似乎表明它在抵御病菌方面发挥了一定的作用,即在"应对"疾病。这一观点逐渐被越来越多的研究所支持。

荒唐的"扁桃体切除日"

虽然扁桃体在免疫防御中起到了重要作用,但它也常常因感染引发喉咙痛、吞咽困难,甚至还可能导致发热和淋巴结肿大。在 20 世纪初,扁桃体炎为儿童的常见病,医生们将扁桃体炎视为"健康隐患"。20 世纪 30~40 年代,扁桃体切除术开始在欧美国家流行。在美国,扁桃体切除几乎成为孩子们的"例行手术",即使他们没有严重的扁桃体炎,切除扁桃体被认为是预防未来感染的"保险"措施。美国一些学校会定期组织"扁桃体切除日",家长带着孩子排队等候手术。有的医生一天下来要做几十个手术,这场扁桃体切除热潮成了一段传奇。后来人们开始质疑这种手术的必要性和危害性,于是,政府主管部门将扁桃体切除的标准逐渐收紧,随即荒唐的扁桃体切除日也寿终正寝。

扁桃体炎:切还是不切?

扁桃体感染通常是链球菌引起的,感染后出现扁桃体肿大。临床上把扁桃体肿大分为三度:Ⅰ度是扁桃体肿大不超过扁桃体窝;Ⅱ度是超过扁桃体窝;Ⅲ度是肿大可达咽后壁中线。由于扁桃体肿大及鼻咽部炎性分泌物积聚,使咽部炎症通过咽鼓管(连接在咽部与鼓室之间的管道)咽口蔓延到鼓室,并发化脓性中耳炎。慢性化脓性中耳炎有可能通过鼓室上壁感染颅内并发脑膜炎。扁桃体肿大常合并鼻炎、鼻塞、流涕、张口呼吸、流涎、讲话时带闭塞性鼻音、睡眠打鼾等症状。由于炎症蔓延,有可能引起气管炎或支气管炎。

孩子一旦发生感冒,嗓子疼,很多家长就说:"又是扁桃体发炎了!"似乎扁桃体才是产生疾病的祸首,其实是这些家长误解扁桃体了,这是扁桃体感染后的正常反应,是扁桃体动用自身的防御机制，与细菌展开搏斗的结果，说明其防御功能正常。

扁桃体炎会有什么后遗症吗？扁桃体炎本身是细菌感染性疾病，及时治疗不会出现任何后遗症。不过，问题会出在细菌本身、感染的严重程度和机体抵抗力的强弱上。如果细菌（主要是链球菌）只是造成扁桃体的局部感染，感染病程过去就没事了。但感染严重而且机体抵抗力弱时，链球菌会随血流影响全身，出现较复杂的慢性病程或严重的并发症，如关节炎、肾炎、心内膜炎等全身性疾病，可能贻害终生。

咽扁桃体又称腺样体或增殖体，位于咽后壁上部，正对鼻后孔，形似剥皮的微型橘子，表面不平，有5~6条纵行沟隙，3~6岁时发育旺盛，10岁以后逐渐萎缩。腺样体炎常与急性咽炎或腭扁桃体炎同时发生。

需要注意的是，如果儿童腺样体炎反复发作，可能造成永久性肥大，引起一系列严重症状，如妨碍鼻腔通气，出现打呼噜、张口呼吸等。儿童打呼噜严重时气道可以被完全阻塞，发生呼吸暂停，甚至猝死！长期张口呼吸，可严重影响孩子的面骨发育，导致上颌骨狭长，硬腭高拱变窄；上颌牙齿外突，牙列不整，咬合不齐；下颌下垂，唇厚；上唇上翘，下唇悬挂，外眦下拉，鼻唇沟浅平；精神萎靡，面部表情显得呆板、愚钝，即形成所谓的"腺样体面容"。也会使咽鼓管阻塞，而导致中耳一系列疾病。

什么情况下切除扁桃体?

扁桃体炎是否做扁桃体切除,这是许多家长十分纠结的事。是否要做扁桃体切除,需要医生根据患儿的具体情况慎重考虑。在2~5岁,扁桃体是一组活跃的免疫器官,含有各个发育阶段的淋巴细胞,它既具有体液免疫作用,也有一定的细胞免疫功能。扁桃体产生的免疫球蛋白可抑制细菌对呼吸道黏膜的黏附,抑制细菌的生长和扩散,对病毒也有中和与抑制作用。如果儿童扁桃体肥大未影响到呼吸和吞咽,没有出现较严重的临床症状,不要轻易切除。20世纪70年代研究发现,许多切除扁桃体的儿童并没有显著改善健康状况,相反,由于失去部分免疫功能,口咽部感染甚至更易复发。尤其是儿童,其免疫系统尚未完全成熟,扁桃体的免疫功能对其健康起着重要的作用。下列情况可考虑扁桃体切除:①扁桃体炎1年发作4次或4次以上;②扁桃体炎2年内每年发作3次或3次以上;③扁桃体肿大引起上呼吸道阻塞,造成严重打呼噜,吞咽不畅,发音不清或鼻音重;④有过1次或1次以上扁桃体脓肿;⑤扁桃体炎引起全身感染,成为病灶性扁桃体;⑥扁桃体反复发炎引起鼻炎、中耳炎或气管炎,且久治不愈,使儿童学业中断。切除扁桃体的目的是为了减少并发其他疾病,如并发心肌炎、关节炎或肾炎等疾病时,应毫不犹豫地及时切除。一般儿童扁桃体切除术应在

5岁以后进行,此时的扁桃体逐渐萎缩,免疫功能降低,不会对全身的免疫功能产生明显影响。这样将扁桃体切除就利大于弊。

扁桃体切除是耳鼻喉科常见的小手术,技术成熟,安全可靠,不用担心。现在扁桃体切除多采用微创技术,例如等离子刀、激光刀、微波和超声刀技术。这些新技术能够减少手术中的出血量,无疼痛,术后恢复快。医生会根据患者的具体情况和需求,选择最适宜的手术方式。

头号杀手冠心病

主动脉是全身动脉的主干，它发出的第一对分支就是供应心脏的，这对分支几乎环绕心脏上部一周，恰似一顶皇冠，故美其名曰"冠状动脉"。

冠状动脉的分布

冠状动脉分为左、右冠状动脉，二者又逐级分支，从心外膜进入心肌层，直至心内膜。各分支在心壁内构成密集的血管网，供给心脏血液。右冠状动脉主要供应右心室、右心房和室间隔后部。左冠状动脉主要供应左心室、左心房和室间隔前部。回流静脉血的是心大、中、小静脉，冠状动脉与这些静脉构成冠脉循环。从重量与供血量的比例上看，心脏单位体积的供血量是全身各器官中最大的,这足以证明心脏自身的供血是多么重要。

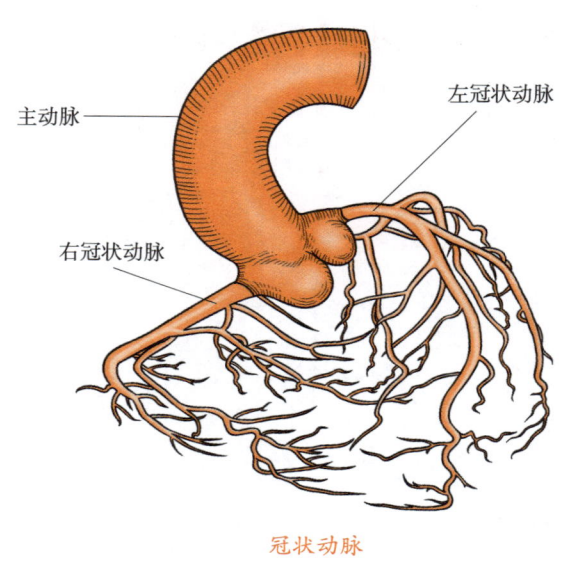

冠状动脉

发现冠心病

冠心病是指心肌血液供应出了问题,又称心肌梗死,简称心梗。不知道心梗从什么时候开始出现的。在古代,心梗就像一个谜,有的人突然大叫一声,有的人无声无息,就倒地死亡。1972年,我国学者对长沙出土的2000多年前马王堆女尸辛追进行了病理解剖,发现其胃内有甜瓜籽,冠状动脉有粥样硬化斑块,故可明确诊断辛追夫人患有冠心病。也许是2000年前的某个夏天,她刚吃完甜瓜后因某事过于兴奋而导致冠心病突然发作而猝死。如果放在今天，她到医院的体检中心查体，通过影像检查发现有这么严重的冠心病，心内科医生十有八九会建议她做"冠状动脉搭桥"或"冠状动脉支架"的治疗。

十几年前，美国科学家对3500多年前的50多具古埃及木乃伊进行了CT检查，发现几乎半数的木乃伊存在"冠状动脉钙化"，提示他们的冠状动脉有"粥样硬化"，也就是说这些木乃伊一定患有冠心病。其中，一位名叫Ahmose-Meryet-Amon公主的冠状动脉CT图像上，可以清晰地看到，这位40多岁的公主左、右冠状动脉都有严重的钙化，也就是说这位按现代标准看还很年轻的公主患有严重的冠心病。虽然我们还不能确定这位公主的真正死因，但大概率可能是死于"心肌梗死"。

世界各国的古代医书中几乎没有"心绞痛"或"心梗"的可靠记述，心血管病可能在人类历史的很长一段时期是一种不常见的疾病，这大概与饮食有关。1772年，英国医生威廉·赫伯登（William Heberden）首先描述了心绞痛的病因，认为是供应心肌的冠状动脉因粥样硬化或其他原因而导致冠状动脉血流完全或不完全堵塞。1773年，英国医生亨特（Hunter）首先描述了心肌梗死的病因，可能与冠状动脉供血不足有关。1910年，俄国医生首先报道了5例急性心肌梗死病例，其中3例尸检发现有冠状动脉血栓，因此提出了心肌梗死可能与血栓相关。1912年，美国哈力克（Harrick）

医生描述了心肌梗死的临床表现及病理改变,提出冠状动脉内血栓可能是心肌梗死的病因。1923 年,麦肯琦(Mackenzie)医生提出心绞痛的原因是冠状动脉疾病导致的心肌供血不足。

冠心病的全称为冠状动脉粥样硬化性心脏病,是一种由冠状动脉狭窄或阻塞引起的心肌缺血缺氧或心肌坏死的心脏病。冠状动脉狭窄多为脂质代谢不正常,沿血管内壁覆盖一层小米粥样的物质所致,这一过程称为动脉硬化。动脉硬化发展到一定程度,动脉狭窄逐渐加重,限制流入心肌的血流。心脏得不到足够的氧气供给,就会发生胸部不适,不同程度的疼痛,即心绞痛,实际上是冠状动脉痉挛、疼痛,进而放射到胸前壁的表现。心肌梗死比动脉狭窄更为严重,如果动脉壁上的斑块形成溃疡或破裂,就会形成血栓,使血流完全中断,加上血管痉挛,胸痛症状持久而严重,休息或含服硝酸甘油无效。部分心肌会因缺血坏死发生急性心肌梗死,甚至猝死。冠心病已成为全球疾病死亡排行榜上的头号杀手。

18 世纪末,许多心脏科医生已经注意到胸痛与致命的心血管病之间可能存在关联。但直到 1980 年人们才对胸痛和冠心病之间的关系有了充分确切的认识。各国有条件的医院获得认证的"胸痛中心"应运而生,对冠心病的及时诊断和治疗起到了非常重要的作用。

冠心病的诊断

1901年,荷兰的艾因托芬(Einthoven)医生首次在人体描记到心电图。1903年,研制出世界上第一台心电图。1930年,美国人威尔森(Wilson)应用心前区导联诊断心肌梗死和心肌缺血,从而使心肌梗死的临床诊断有了客观标准。1942年,马斯特(Master)医生首先应用标准化二级梯运动试验诱发心肌缺血,此后这项试验被作为诊断心肌缺血的标准方法。1949年,霍尔特(Holter)发明了动态心电图记录装置,其后用于监测患者日常活动中的心率和心律改变。1954年,开始应用血清酶检测诊断急性心肌梗死。1956年,应用踏车运动试验评估心脏的功能。1976年,开始应用心肌酶诊断急性心肌梗死,提高了诊断的敏感性和特异性。20世纪90年代,血清肌钙蛋白的检测进一步提高了急性心梗诊断的敏感性和特异性。现在,冠状动脉造影已成为冠心病诊断的"金标准"。

冠状动脉造影源于一次医疗意外

目前,诊断冠心病最"靠谱"的技术就是冠状动脉造影术,而这项技术的出现源于一次医疗意外。

1895年,伦琴发现了X射线。1896年,血管造影技术问世。1928年,德国医生福斯曼将一根长度为65 cm的导管插入自己的肘前静脉,成功使其抵达右心房,开启了心导管术时代。到20世纪50年代,外周动脉造影术已经相当普及,却从未有人敢对冠状动脉进行造影。当时医学界的主流观点是:若将造影剂直接注入冠状动脉,会引发心肌梗死或导致心搏骤停。

1958年10月,美国克利夫兰医学中心的医生索尼斯(Sonis,1918—1985)正在为一位风湿性瓣膜病患者进行主动脉造影检查,但当他推入40 mL造影剂后,患者的右冠状动脉却清晰地显影了。索尼斯吓了一跳,马上意识到一定是本应止步于主动脉根部的导管头端进入过深,到达了右冠状动脉的开口处。他紧张极了,随时准备给患者开胸除颤。然而,心电监护器显示患者出现了短暂的心脏停搏,并没有出现更严重的心室颤动。当时,患者意识还清醒,听从索尼斯的指导,反复剧烈地咳嗽,增加胸膜腔内压,促进心肌毛细血管中的造影剂排出。在咳嗽三四次后,患者的心脏又开始了正常跳动,并在15~20 s内完全恢复了正常。后来的几天,索尼斯不停反思这次医疗意外,心想,如果心脏可以耐受如此大剂量高浓度的造影剂直接注入冠状动脉,那么以小剂量、低浓度的造影剂进行冠状动脉造影或许可行。于是,他开始尝试将心导管插入术、血管造影术和X线摄影等技术融合起来,进一步探索冠状动脉造影技术的可行性。在为超过1000例患者实施了冠状动脉造影术后,索尼斯于 1962 年发表了这一研究成果。然而,当时缺乏有效的冠心病外科治疗方法,即便能通过冠状动脉显影来明确诊断,也没有太大的治疗意义。因此没有受到心外科医生的重视,被搁置下来。

冠心病的药物治疗

治疗冠心病的药物发展史上出现了几个里程碑药物。1867 年,布伦顿(Brunton)首先应用亚硝酸异戊酯缓解心绞痛。1875 年,默雷尔(Murrell)报道了应用硝酸甘油治疗心绞痛的经验。1962 年,布莱克(Black)发现了第一个可用于临床的 β 受体阻滞剂普萘洛尔,并证实其可以减少心肌耗氧量,增加了冠心病治疗的新手段。1982 年,瓦内(Vane)发现了具有解热镇痛作用的百年老药阿司匹林的抗血小板作用,可预防心肌缺血,此项研究成果获得了诺贝尔生理学或医学奖。

药物治疗冠心病的目的主要是改善心脏缺血,减轻症状,减慢心率,减弱心肌收缩力,减小心肌耗氧量,改善心肌灌注,降低血压,预防心绞痛发作和缓解症状。如有症状,要及时就医,对症下药。如药物治疗无效或症状加重,听从医生的建议,可考虑冠状动脉搭桥术和冠状动脉介入治疗。

冠心病的手术治疗

20世纪30年代,美国医学家贝克(Beck)提出可以通过手术改善心肌供血来缓解心绞痛。二战结束后,来自加拿大麦吉尔大学的教授温伯格(Wenberg)将胸廓内动脉埋入心肌,使其为心脏供血,试图治疗心肌缺血,类似于现代的冠状动脉搭桥术。但由于没有确切的证据证明手术效果,20世纪60年代以前没有其他医生采纳这种手术方法。直到1962年,索尼斯对接受过温伯格教授治疗的两名仍健在的患者进行随访研究,影像检查发现一名患者移植的血管与左冠状动脉的前降支间出现了广泛的侧支吻合,证明埋入心肌的血管确实能够改善心肌供血。另外,克利夫兰医学中心的其他试验也从心肌代谢角度证明了这种手术方法的有效性。此时冠状动脉造影术才有了"用武之地",用来确定心肌血管重建手术的合适患者以及评估疗效,从而将冠心病的诊断与治疗推入一个新纪元。

冠状动脉搭桥术

冠状动脉搭桥术的诞生得益于冠状动脉造影术。冠状动脉造影术就是将特殊的导管经大腿处股动脉穿刺后送至升主动脉,然后经左、右冠状动脉口注入造影剂,使冠状动脉显影，能明确地显示冠状动脉的阻塞位置、程度与范围。

1962年，阿根廷的法瓦洛罗（Favaloro）研究员加入克利夫兰医学中心，对血管重建手术和冠状动脉造影术产生极大兴趣。他沿着索尼斯教授的足迹，更加深入地研究冠状动脉解剖学。1967年，他为一名57岁女性的右冠状动脉进行搭桥术，在体外循环下，使心脏停搏，从患者的腿上取一段大隐静脉，在升主动脉根部与冠状动脉病变的远端之间搭桥，绕过冠状动脉病变部位，让血液通过它到达缺血的部位，提高冠状动脉的灌注量，改善心肌血液供应。世界上第一例冠状动脉搭桥手术由此诞生。因此，法瓦洛罗被称为"冠状动脉搭桥术之父"。

冠状动脉各主要分支走行在心脏表面，这些部位正是冠状动脉搭桥时吻合口的部位。微创冠状动脉搭桥手术是通过肋间一个5~10 cm的切口，或通过胸壁打开几个小孔以置入特殊的手术器械于心包腔，不用劈开胸骨，减少了损伤以及术后感染的概率。在直视下，或在胸腔镜传出实时画面辅助下，使用特殊手术器械进行手术操作。这种微创搭桥术目前仅适用于特定的一部分血管病变支数较少的患者。血管病变支数多的患者，不容易实现完全再血管化，随着技术改进，这可能是未来的一种发展方向。

搭桥用的血管一般选取左胸廓内动脉和大隐静脉。找出冠状动脉的病变部位（梗阻或狭窄部位），分离出胸廓内动脉并切断，将远端结扎，近端与病变冠状动脉远端吻合，通过胸廓内动脉近端提供血液。胸廓内动脉就在胸骨后面，距心脏近，吻合血管方便、安全。从下肢切取一段大隐静脉后，上下倒置（防止受到静脉瓣膜的影响），两端分别与冠状动脉和主动脉根部的切口吻合，使主动脉血通过大隐静脉桥导入冠状动脉病变处以远的心肌。根据需要，也可同时桥接两条胸廓内动脉和几段大隐静脉。如一条冠状动脉太细（内径<1 mm）、严重钙化，就不适合行搭桥术。左胸廓内动脉长期通畅度远高于大隐静脉，其20年通畅率达90%以上。

法瓦洛罗因完成世界上第一例冠状动脉搭桥术的创举而名声大噪，随后冠状动脉搭桥术的新纪元正式开启。然而，就在这样的高光时刻，法瓦洛罗急流勇退，回到自己的祖国阿根廷，他说要让祖国每一个人都看得起病。他每天拼命手术，却很快负债累累。他的医疗机构无法正常运转，也没有经费参加学术活动，他几次求助于政府却未获回应。他说在自己的政府面前做一个乞讨者，真是够了。一位忠心耿耿为自己祖国服务的医生，彻底失望了。2000年7月29日晚上，77岁的法瓦洛罗医生独自在自家的浴室中，选择了一种让人难以置信的死亡方式，扣动扳机，子弹穿过自己的心脏……

冠状动脉支架植入术

冠状动脉造影术也为冠心病支架植入（介入）治疗奠定了坚实的基础。如果患者经过影像学检查，证实冠状动脉的狭窄达到一定的程度，通过药物或者其他治疗不能够解决，可考虑冠状动脉支架植入术治疗。通过球囊对狭窄的血管进行扩张，然后用金属支架对扩张的血管进行支撑，使狭窄的冠状动脉管腔达到正常管腔的水平。1986年6月12日，瑞士日内瓦大学的西格沃特（Sigvoort）教授在一位56岁的重症心绞痛患者的左冠状动脉主干远端分叉处植入支架后，血管立即通畅，症状也随之消失。这是临床上首次成功应用介入技术在冠状动脉放置支架，为心脏内科在心脏血供重建领域的发展做出了开拓性贡献。支架由人体相容性不锈钢记忆合金制成，有比较强的支撑能力，支架张开以后就将永远留在病变血管处，保证血管通畅，增加心肌的血供，症状自然也就缓解了。支架分为单纯金属支架和药物支架，药物支架能有效地抑制病变周围内膜增生，从而预防血管再狭窄。

美国前副总统切尼也许算得上是跟冠心病最"亲密"的西方政要了。切尼在37岁时患上了冠心病，30多年里一共经历了5次心脏病发作和8次手术，包括1次心脏搭桥术、2次血管介入术、1次心脏起搏器植入术和1次心脏起搏器更换术。

俄罗斯前总统叶利钦1996年在首轮总统大选竞争中以微弱优势领先对手，但激烈的竞选过程也对自己的健康构成了严峻挑战，在等待下一次投票的关键时刻叶利钦的冠心病犯了，但他积极治疗，在莫斯科接受了长达7小时的心脏搭桥手术，并成功地把这个秘密保守到第二轮选举，从而锁定胜局。

冠心病的预防

全世界每 10 秒钟就有 1 人死于冠心病。大家熟悉的我国著名艺术家梅兰芳、马季、古月、侯耀文……都因冠心病去世。马季是一位多年的冠心病患者，曾经发生过一次心肌梗死，虽然对自己冠心病的病情有"自知之明"，但因一时疏忽，上卫生间时出现了"险情"，没有随身带着"救心丸"而撒手人寰。在此提醒中老年人不论有没有冠心病，都不要掉以轻心，时时提高警惕，做到有备无患。

冠心病也可能无任何症状，往往造成一种假象，突然发作，使患者及家属措手不及。侯耀文自己、家人和同事都说他没有冠心病史，表面上看年富力强、身体无恙，但由于生活不规律、长年四处奔波，其本身已经具备了冠心病发病的危险因素，再加上不够重视、疏于检查等原因，造成冠心病突然发作而去世。

中医界的一位知名医生根据大数据研究认为看面相可识别冠心病。冠心病患者的外在表现有发际线明显后退、秃顶、耳垂折痕、明显眼袋、眼周色深、抬头纹深、法令纹深、鱼尾纹深、口唇苍白、老年斑多等，有 3 种表现的患冠心病的概率约为 27%，有 4~6 种表现的概率约为 40%，有 7~9 种表现的概率约为 84%。这些表现不是一天形成的，对于这些经验，感兴趣的朋友可作为参考。有上述特征的患者，最好去医院做个心脏 CT 或冠状动脉造影检查。

中医说"相由心生",一个人的面相产生于自己的内心,即心有毛病,在面部一定会表现出来。有一点你要相信,预防胜于治疗,只要把握好三道防线,就会安全无恙。一是良好的生活方式:管住嘴、迈开腿、少烟酒、防寒冷、不熬夜、好心态,这是预防心梗的基础;二是三项要达标:血压、血糖、血脂;三是学会识别心梗预兆:活动、劳累后出现几分钟不适症状,如心前区闷痛、胸痛、头痛,甚至肩膀痛,随后症状缓解或消失,或者只是脖子发硬、憋气,以为不是心脏出问题,这可能是心梗在敲门,你没听到,没有警觉,厄运可能就会降临。记住这些,关键时刻真的能救命。如患者突发心梗,应当静卧,紧急拨打 120 求救,千万不要擅自搬动患者和做心肺复苏。

调查研究表明,我国每年因冠心病猝死的患者达上百万,80% 发生在家中,20% 发生在劳累时、用力排便、运动场上等。其中 45 岁以上人群发病率高达 70%。近年来,45 岁以下的中青年群体冠心病的发病率逐年上升,似有年轻化的趋势。因此,有条件的中老年人应每年做一次与冠心病相关的查体,做到有病早发现、早治疗。

同时,中青年要注意冠心病的诱发因素,如作息不规律、长期熬夜、劳累过度、情绪波动大、久坐不动等,这些日常生活中看似平常的事情,都可能会增加心梗的风险。

器官的生理密码

解剖那些事

人体是唯一一部没有任何闲置部件的机器。

——赫尔曼 M. 比格斯

揭开胸腺的神秘面纱

早在1500年前,在埃伯斯莎草纸文献中就已经有对胸腺的简单描述。古罗马著名医生盖伦(130—200)描述过动物胸腺在发育上的变化:新生幼崽的胸腺较大,随后在成长过程中逐渐变小,这是对胸腺存在年龄变化这一现象的最早描述。这个时期医学界对胸腺的功能是一无所知。在漫长的中世纪,盖伦的医学理论被宗教界神化,认为胸腺是勇气的来源。17世纪人们重新认识胸腺,但没有突破。18世纪在临床上有人一度认为胸腺没什么用处却时常引起疾病,就像对待阑尾一样,有的"好心医生"在给儿童做胸部手术时顺手牵羊,把胸腺一并切除,结果患者经常遭受感染的折磨,但没有将感染与胸腺联系起来。到了19世纪,人们只知道胸腺内充满淋巴细胞,但不知有什么用处。

胸腺可能与免疫有瓜葛

在19世纪末期,美国著名的细菌学家米勒(Miller)观察到一些死于感染的儿童,在尸体病理解剖时发现胸腺发育异常,这促使他提出胸腺可能与免疫有关的假想。另一位对胸腺有研究的重量级科学家是马利亚基,他在同一时期也进行了类似的观察,发现胸腺发育不全的儿童容易感染,开始推测胸腺在人体的抗感染免疫中可能扮演重要角色。这些早期的观察和发现虽然未能完全阐释胸腺的免疫功能,但为20世纪的免疫学研究奠定了基础,最终促成人们对胸腺作为T淋巴细胞发育基地的确认,这对进一步认识胸腺在免疫系统中的作用至关重要。

胸腺是什么器官?

胸腺位于胸腔内,心脏的前上部,胸骨后面,呈灰红色,扁平椭圆形,柔软,分左、右两叶。在胚胎时期,它相对于身体的其他器官来讲,重量是最大的,有10~15 g;出生后继续长大,到12岁时可达30~40 g,但到青春期性成熟以后就开始逐渐退化,淋巴细胞减少,脂肪组织增多,体积越来越小,50岁以后已不足15 g。到老年时,它萎缩得比出生时还小,大部分被脂肪组织所取代,仅剩下一点点痕迹可寻。

胸腺表面有结缔组织被膜,被膜伸入胸腺叶内将其分隔成许多小叶。小叶浅层部分为皮质,深层部分为髓质。胸腺的淋巴细胞又称为胸腺细胞。

从组织学分类上看,胸腺是一个淋巴器官,但它与其他淋巴器官又有不同,即使机体受到强烈的抗原刺激时,也完全"无动于衷",在结构上不发生什么变化,它的功能始终覆盖着一层神秘的面纱。20世纪初,有一批学者曾试图从发育生物学的角度揭开胸腺的功能之谜。胸腺奇特的生长变化特点使他们相信,胸腺可能是一个与身体生长发育有关的器官,认定其可能是一个"退化的淋巴器官"。在此后的半个世纪中,胸腺就很少有人问津。1962年,诺贝尔奖获得者梅达沃(Medawar)甚至还说胸腺中的淋巴细胞根本没有什么重要功能。

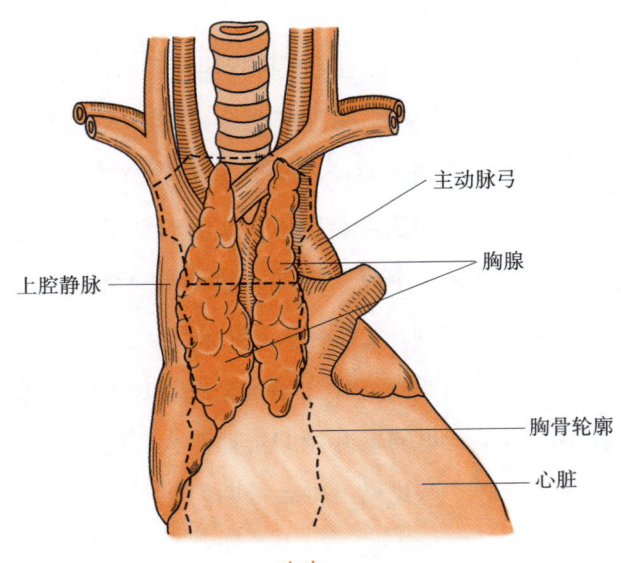

胸腺

解剖那些事
——人体、解剖刀与羊皮纸

从法氏囊受到的启发

大约在300年前,意大利解剖学家法布里西乌斯(Fabricius)研究过隐蔽在鸡的泄殖腔背侧的一个囊样淋巴器官。它在鸡胚一周左右形成,逐渐发育成一个梨形的囊状结构。小鸡出生后,这个囊继续生长,到5~12周龄时达到最大体积,性成熟时开始退化,到12个月左右,囊就逐渐消失。这个器官由于法布里西乌斯的研究和贡献而被命名为法氏囊。后来人们发现,所有鸟类动物都有法氏囊,而人类没有。对这个与胸腺一样具有神秘特征的器官的研究,几乎经历了与胸腺研究完全相同的过程。自法布里西乌斯的研究之后,人们对法氏囊的发育生物学及其与激素的关系,以及它对鸟类动物生长发育的影响,都进行了详尽研究。

20世纪50年代初,美国密西西比州立大学动物学系教授格立克(Glick)进行鸟类法氏囊与生殖器官发育之间关系的研究。由于他深知法氏囊生长最快的时期是在出生后的头三周,于是决定在这个时期将其切除。1954年,他分别对9只小鸡在出生后的1天、12天、19天切除其法氏囊,以观察对小鸡生殖系统发育有什么影响。小鸡长大后,除观察到法氏囊切除越早,鸡的睾丸和卵巢都略大一些外,并无任何新的发现。这样,这几只出生后早期切除了法氏囊的鸡就被置之一旁,任其自然生长,没再继续观察。与他一起工作的

Chang 正在进行鸟类动物的分类学研究。他的方法之一是用沙门氏菌抗原注射小鸡，然后再测其抗体产生的情况。非常凑巧的是，Chang 在实验时使用的鸡中，正好有格立克不要的那 9 只出生后早期切除法氏囊的鸡。此时这些小鸡已经 6 月龄了。Chang 给这些鸡注射抗原后惊奇地发现，其他鸡都能产生正常的抗体，但切除过法氏囊的那 9 只鸡没有任何抗体产生。这一十分重要的现象立即引起了他的注意。很显然，这些鸡对沙门氏菌抗原不发生免疫反应必定与其法氏囊切除有关。他们进一步的研究肯定了这个结论，并发现只有在鸟类生长发育的早期切除法氏囊，才会严重地损害产生抗体的能力，而在成年后切除则几乎没有影响。1956 年，他的题为《法氏囊与抗体产生》的论文发表。人们开始认识到，法氏囊控制着抗体的产生。现在我们知道，法氏囊是鸟类动物的中枢免疫器官，B 细胞发育的摇篮，没有法氏囊，就不会有成熟的 B 细胞，抗体当然也就不会产生。人类没有法氏囊，中枢免疫器官在哪里？于是有人回过头来开始对人们猜测过的胸腺功能重新进行研究。

胸腺的功能之谜

到 20 世纪 50 年代，因发现一些特殊病例才从根本上揭开了胸腺功能的神秘面纱。

1951 年，一位患儿住进美国明尼苏达大学医学院附属医院，奇特的病史引起了著名儿科学和免疫学教授罗伯特·古德（Robert Good）的兴趣。这位患者近几年不断发生严重的细菌感染。至少患了17次肺炎，这次又因严重肺炎收治入院。化验报告显示，患者血清中几乎没有丙种球蛋白，这说明患者体内几乎不存在抗体。显然患者严重的免疫功能缺陷正是他反复细菌感染的原因。但是为什么这位患者会出现这种非常罕见的"无丙种球蛋白血症"呢？一张X线片引起了古德教授的注意：患者胸腺有一个巨大的良性肿瘤。

巨大的胸腺瘤和无丙种球蛋白血症，这两种都是极为罕见的疾病，同时出现在一个患者身上，难道是巧合吗？古德是位临床医生，但却也是一个造诣很深的免疫学家，他知道胸腺在正常状态下，没有任何证据显示它有什么功能，但是世界上有许多事情都是在"非正常"的情况下才表现出它的真面目。譬如我们都知道，在正常体温下，口服阿司匹林表现不出它的降体温功能，但当我们发烧的时候，阿司匹林的退烧功能就表现出来了。现在胸腺上长了一个肿瘤，患者的免疫功能就出现严重问题，那么胸腺是否实际上就是一个免疫器官呢？古德被头脑中闪过的这一灵感激动了，他十分兴奋，决定要用实验来证明这一设想。

古德设想，如果患者的免疫功能缺陷是由胸腺的病变引起的，那么切除正常动物的胸腺一定会造成这个动物免疫功能的缺陷。古德的实验是在家兔身上进行的。切除了胸腺的家兔，用牛人血白蛋白做抗原免疫，然后检查它是否会产生抗体。古德满怀希望地等待着预期的结果，但结果却使他大失所望：切除了胸腺的家兔，对牛血清白蛋白的抗体反应几乎没有受到什么影响。虽然他相信胸腺必定与免疫功能有联系，但是却苦于得不到证明，于是他只好将这个没有成功的实验写成论文公布于世。事实证明，这篇报道自己失败的研究论文具有非常重要的价值。古德对胸腺功能的推测引起了许多科学家的注意。就在古德的报道发表不久，其他学者又相继报道了七位同样的患者，他们都有胸腺瘤，并且都表现了不同程度的免疫功能缺陷。这些事实使人们越来越感到，胸腺绝不只是一个简单的退化器官。这条思路一旦被确认，笼罩在胸腺功能上的迷雾就会飘散。

后来才知道，古德选择抗体作为胸腺功能的指标是不大准确的，B细胞对某些抗原的反应需要T细胞辅助。古德应用的正是这种T细胞依赖的抗原牛血清白蛋白，胸腺功能受损，不能产生T细胞，所以B细胞不能被活化，抗体也就不能产生了。

柳暗花明，枯木逢春

此时，刚从医学院毕业的名不见经传的米勒在著名的柳叶刀杂志上发表了一篇论文，题目是《胸腺的免疫学功能》。他原来是想研究胸腺与小鼠的白血病之间关系的，虽然他并不知道格立克和Chang对法氏囊的研究，但凭着年轻人敏锐的直觉，他觉得应当在小鼠刚出生不久就切除其胸腺。结果他并没有发现胸腺与白血病的发生有什么关系，却意外地发现小鼠的免疫功能严重受损，表现为外周血淋巴细胞明显降低，淋巴结和脾脏发育很差，特别是对移植的异体皮肤也失去了排斥能力。现在来看，米勒的工作更加准确地揭示了胸腺的功能，因为胸腺是 T 细胞发祥地，它主要影响细胞免疫功能，因此用皮肤移植作指标更加准确。胸腺功能的发现将原来认为相同的淋巴细胞分成了两类，即胸腺衍生的 T 细胞和骨髓衍生的 B 细胞。此后的实验确认，新生小鼠切除胸腺导致免疫缺陷，再移植胸腺则可恢复免疫功能，从而证实了胸腺对于淋巴细胞的分化、培养、成熟和免疫活性的获得起着决定性的作用。这条思路使眼前出现了柳暗花明，枯木逢春的景象。

现在人们知道了，胸腺对 T 细胞的驯化流程大概是，迁入胸腺的造血干细胞在胸腺素的培养和胸腺微环境诱导下迅速增殖，分化成为原始胸腺淋巴细胞，又进一步分化发育成为胸腺幼稚型淋巴细胞。大多数幼稚型淋巴细胞在皮质内死亡，小部分继续分化成熟，成为胸腺小淋巴细胞。小淋巴细胞由皮质迁入髓质，经血流再迁移到胸腺依赖区，因此这些淋巴细胞被命名为胸腺依赖细胞，即 T 细胞。当 T 细胞充分发育，迁移到其他淋巴器官后再分化，形成新的 T 细胞。这样胸腺的重要性就逐渐减低，成为人体中最早开始衰老的器官。由于全身淋巴器官和机体免疫都不能缺少 T 细胞，因而胸腺也就成了周围淋巴器官正常发育和机体免疫功能所必需的保姆。切除胸腺的幼年动物或是先天性胸腺发育不全的幼儿除了细胞免疫缺失外，也出现周围血淋巴细胞数量减少，周围淋巴器官退化萎缩，从而导致体液免疫受到影响。

直到 1967 年发生的一件事，使人们对胸腺的作用又刮目相看。英国一个刚出生不久的男婴患了一种莫名其妙的病，孩子生下后反复感染，没有一点抵抗力，最后医生确诊是先天性胸腺不发育。医生对他进行了胸腺移植，即从一个流产胎儿身上摘取胸腺，植入病婴的腹部肌肉中，结果出现了奇迹，孩子健康地活了下来。这件事轰动一时，给研究人员带来极大的兴趣。此后各国科学家又经过近 20 年的不懈努力，终于揭开了胸腺的"神秘面纱"。

科学家们研究的结论是，胸腺是人体内抗击外来致病物质侵袭的"特种部队的黄埔军校"。人类在一个充满着病菌的环境中生活，之所以在大多数时间里能够安然无恙，就是仰仗于"特种部队"的保护。这支"特种部队"就是具有免疫功能的淋巴细胞。其中数量最多、效率最高、战斗力最强的是 T 细胞（T 为胸腺英文 Thymus 的第一个字母）和 B 细胞（B 为骨髓英文 bone marrow 的第一个字母）。它们不但能直接杀伤侵入体内的细菌、病毒以及癌细胞，而且还具有识别和记忆能力，不管致病物质如何乔装打扮，也不管相隔多长时间再来，它们都能照歼不误。同时它还能使人体产生足够的抗体，增强体质和抗病能力。但是，这支部队虽然神通广大，并不是生来就有的。这些胚胎造血组织或骨髓制造出来的淋巴细胞，原来是无功能的，后来随血流到达胸腺以后，受到胸腺分泌的胸腺激素的哺育、培养，才将它们造就成为一支训练有素的队伍。

胎儿出生后，胸腺就会通过每一次生病的机会，训练出一批免疫战士。这些经过一次次战役洗礼的勇士，将积累大量丰富的经验，建立坚固而精密的防护体系。因此，一个生来就没有胸腺的人，他的生命不会长久。

在胸腺功能发现的过程中，有许多偶然的故事，正如马克思讲的，表面上是偶然性起作用的地方，这种偶然性始终受内部隐藏的规律支配。实际上，从20世纪50年代起，在这样的时代背景下，免疫学领域取得了许多重要的突破，胸腺的功能被揭示出来，就是必然的了。当然，这么多偶然性凑在一起，使胸腺功能的发现过程变得扑朔迷离，趣味盎然，胸腺研究因此而变得更加激动人心。认识胸腺这个神秘、怪异而又极其重要的免疫器官也许真值得这么一段曲折过程。目前对胸腺的研究已成为一个专门的学科，并衍生出了许多与它相关的新领域，例如它与衰老的关系就是一个正在深入研究的领域。

现在人们终于明白，胸腺不仅是免疫器官，也是内分泌器官。人类免疫系统受胸腺所主宰，使胸腺具有"免疫中枢""免疫器官之母"的美称。胸腺通过分泌的胸腺激素，将骨髓淋巴干细胞"训练"成具有杀灭病原微生物能力的 T

细胞，即胸腺依赖型细胞，从而赋予机体细胞免疫功能，因此，人们称它为"T细胞技能培训中心"。人体内的T细胞越多，免疫功能就越强，感染疾病后治愈就越快。具体来说，T细胞和B细胞都有免疫功能，但免疫机制不同：T细胞主导"细胞免疫"，如直接杀伤或吞噬细胞内的病毒和毒素，甚至能杀死癌细胞；辅助或抑制B细胞产生抗体，或释放淋巴因子，使免疫功能扩大和增强。B细胞是通过产生抗体（免疫球蛋白）摧毁细胞外的病菌和毒素。抗体存在于体液里，所以B细胞的免疫作用称为"体液免疫"。B细胞形成抗体过程中需要T细胞的协助，T细胞亦有抑制B细胞的作用。如果抑制性T细胞因受感染、辐射、胸腺功能紊乱等因素的影响而功能降低时，B细胞因失去T细胞的控制而功能亢进，就可能产生大量自身抗体，引起自身免疫病，如系统性红斑

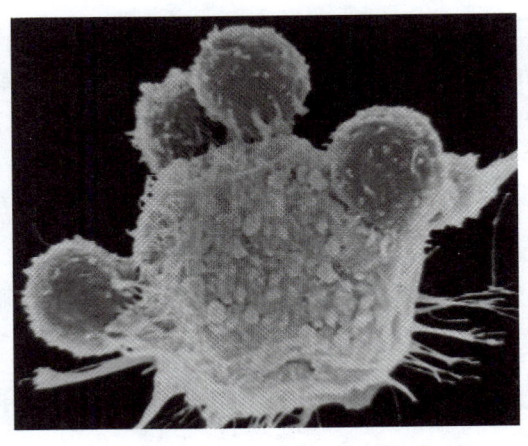

4个T细胞正在绞杀1个癌细胞

狼疮、类风湿关节炎等。同样，B细胞也可控制或增强T细胞的功能。由此可见，不论是细胞免疫还是体液免疫，共同构成了一个极为精细、复杂而又完善的防卫体系。

异体器官移植有救了？

2009年，日本的一个研究小组发现，T细胞可分为"活性型"与"非活性型"两种。活性型T细胞对免疫反应的抑制力很强，而非活性型的抑制力则很小。如能提高活性型T细胞的数量，找到抑制排斥反应的方法，就有可能开发出异体器官移植过程中抗排斥反应的药品，如是那样，同种异体器官移植或异种器官移植就成了寻常手术了。2013年，日本科学家首次培育出能够杀死癌细胞的T细胞杀手。为了培育这种细胞，他们首先对专门杀死一种确定癌细胞的T淋巴细胞进行"再编程"，发育成功能齐备的T淋巴细胞，未来可充当一种癌症治疗手段。

利用从动物（牛、猪）胸腺中提取的胸腺素治疗胸腺发育不全综合征（1965年由迪乔治描述，又称迪乔治综合征）。胸腺素能诱导、促进骨髓干细胞转变为T细胞，调节、维持机体的免疫平衡，增强成熟T细胞对抗原或其他刺激的反应，提高机体抵抗疾病的能力。生长激素和甲状腺素能刺激胸腺生长，而性激素则促使胸腺退化。因此，激素的平衡作用将对免疫状况带来极大影响。

不可小觑的胸腺素

美国维尔蒙医学院的厄席勒博士,从事胸腺素对淋巴细胞影响的研究。他认为大剂量的胸腺素能使老年人的淋巴细胞具有和青年人一样的抗击外来致病物质的能力。21世纪初人类开始的"生命方舟计划"对于T细胞的演化以及癌症的治疗取得了突破性的进展。40岁以后的人,是癌细胞最好的寄居目标,但是倘若有足够胸腺素的支援,就可以更有效地狙击它们的入侵,有助于对癌症的治疗。临床证实,癌症患者在接受放射治疗的同时,若能再辅以注射胸腺素,其复发的时间间隔就可以大大延长。

胸腺素能刺激垂体分泌的激素,如促肾上腺皮质激素以及与人的感情和感觉休戚相关的快感激素等,这些激素对维系人体的生理和心理健康有着重要的作用,也是衡量一个人衰老程度的重要标志。衰老是由于人体免疫力逐渐降低导致的结果,胸腺被喻为人的"寿命时钟"。胸腺内有一种NK细胞,具有监视和杀灭癌变细胞,清除体内衰老死亡细胞的功能,也即是"免疫监视"和"免疫自稳"的作用。由此可见,胸腺主宰着人体的免疫功能,抑制人体的衰老进程,与人的寿命长短密切相关。

解 剖 那 些 事
　　——人体、解剖刀与羊皮纸

谁是揭开胸腺功能的神秘面纱的功臣？

揭开胸腺功能的神秘面纱是免疫史上的一座丰碑，古德和米勒功不可没，为此曾多次被提名诺贝尔奖，但不知什么原因一直没有过关。古德是一位德高望重的免疫学家，曾任著名的斯隆凯特林癌症研究所所长，他甚至当过《时代周刊》的封面人物。米勒是一位刚从医学院毕业的名不见经传的初级研究人员。二人为胸腺功能发现的优先权之争一直没有停止。但学术界普遍认为，米勒的工作更准确地证明了胸腺的真正功能。1985年，古德因手下研究人员实验研究作假而辞职，到佛罗里达州圣彼得斯堡儿童医院任主任医师，并兼任南佛罗里达大学的教授，3年后去世，按诺贝尔奖评审委员会的相关规定，他已不能获诺奖了。多年后，米勒则作为资深科学家在澳大利亚墨尔本一家医学研究所工作，后来成为墨尔本大学荣誉退休教授。多年来，他和他的团队都在为获得诺贝尔奖这一崇高目标而执着地奔走游说。随着人们对胸腺在免疫系统中的重要作用认识越来越深入，他的诺贝尔奖之梦也许会实现。

远离"危险三角区"

面部危险三角区是指两侧口角至鼻根连线所形成的三角形区域。这个区域的血管丰富,面动脉在上唇、鼻部的分支密密麻麻,构成复杂的动脉网;静脉构成深、浅两个静脉网,互相吻合,与颅内、外静脉有四通八达的交通支。静脉内没有瓣膜或瓣膜少且发育不良。根据体位或压力,血液可双向流动,即一般情况下,血液通过面静脉向颈部方向回流到颈内、外静脉,也可通过眼静脉进入颅内海绵窦,再经颈内静脉回流心脏。

发现危险三角区

公元前160年,盖伦通过解剖大羚羊等大型哺乳动物,发现蝶鞍旁有充满血液的网状结构，认为人类也有类似结构，但没有命名。直到1734年，法国人文朔（winshow）观察了人的这个类似静脉的腔内有许多结缔组织交织成小梁，将其分隔成许多互相交通的小腔隙，似海绵状，将其命名为海绵窦（窦为膨大不规则的静脉），是颅底的一个重要静脉窦。海绵窦内有颈内动脉，以及与眼球运动有关的展神经、动眼神经、滑车神经为邻。面部危险三角区域的静脉与颅内的海绵窦直接相连。血液可以自由流动，在压力的作用下有可能向颅内流动。

海绵窦位于蝶窦和垂体的两侧，长2 cm，宽1 cm，前达眶上裂内侧部，后至颞骨岩部的尖端。海绵窦与颅内、外静脉的交通十分广泛。向前经眼上静脉、内眦静脉与面静脉相交通；经眼下静脉与面深部的翼静脉丛相交通。向上向后与上矢状窦、横窦、乙状窦、颈内静脉相交通。向下经卵圆孔、破裂孔等处的导静脉与翼静脉丛相交通。可以这么说，海绵窦与颅内、外静脉形成了四通八达、错综复杂的网络系统。

19世纪末，德国解剖学家威廉·默克尔对面部的血管进行了详细研究，发现上唇和鼻部的静脉没有瓣膜，这些静脉直接连通颅内的海绵窦。20世纪初，英国医生巴里克·巴克斯特通过尸体解剖发现鼻部和上唇区域的感染与海绵窦血栓形成有关联。由于这些静脉没有瓣膜，这意味着面部感染可通过静脉系统蔓延到海绵窦，导致海绵窦血栓塞。三角区的静脉与海绵窦形成复杂的立体网络，海绵窦通过复杂的静脉网络与颅内结构相连,这一结构特点使得面部感染的潜在风险比其他部位更高。这一发现为危险三角区的概念奠定了基础。

危险三角区的皮肤内由于分布有大量的皮脂腺、汗腺,代谢旺盛,分泌油脂比较多,加上受年轻人旺盛的激素影响,角质增厚,容易阻塞皮脂腺开口和毛孔,皮脂排出困难,厌氧性痤疮丙酸杆菌在皮脂内大量繁殖,导致皮脂腺炎(俗称痤疮或粉刺)、毛囊炎或疖肿。在闭塞的皮脂腺内部,大量淤积的皮脂、脓细胞把皮脂腺结构破坏,形成结节、囊肿和粉瘤,最后破坏皮肤甚至形成疤痕。

青春痘的主要表现为毛囊性丘疹,中央有一黑点,称黑头粉刺,挤压时有米粒样白色脂栓排出,另有灰白色的小丘疹,称白头粉刺。若发生炎症,粉刺发红,顶部发生小脓疱,破溃痊愈后,可遗留暂时色素沉着或有轻度凹陷的疤痕、毛孔粗大等多种伤害,呈"橘皮样脸",影响面容。严重者可导致毁容,给一些年轻人造成极大的心理压力和精神痛苦。瘢痕体质的人,挤痘痘过后更容易出现皮肤塌陷,留下比较难看的痘坑,如不做美容修复,则终生不愈。

据统计,痤疮好发年龄在 12~25 岁,青春期有 95% 的男性,85% 的女性患有不同数量的痤疮,所以人们称其为"青春痘"是很贴切的。颈部、前胸后背等皮脂腺丰富的部位也常发生,是皮肤科常见病、多发病。

痤疮多发生于夏天,这是由于气温升高,皮脂腺的分泌也会相应增加,青春痘发生的机会自然也就增多。有人报道,体质偏酸、体内缺乏微量元素"锌"的人最易诱发青春痘。另外,长青春痘的人也有遗传因素,若双亲有这种体质,儿女有可能会继承这种烦恼。

一些爱美的战"痘"年轻人经常会不由自主地挑"痘",用手触碰,针挑或对着镜子抠抠挤挤,想把痘痘挤出来。动作小危险不小。当危险三角区内感染,形成小疖子时,易形成脓血栓子。当用力挤压时,栓子有可能进入静脉,向上流动至眼上静脉,继而进入海绵窦,将面部炎症传播到颅内。海绵窦内空旷,血流缓慢,压力小,脓血栓子易于滞留在此繁衍生息,进而产生海绵窦栓塞或血栓性静脉炎(海绵窦血

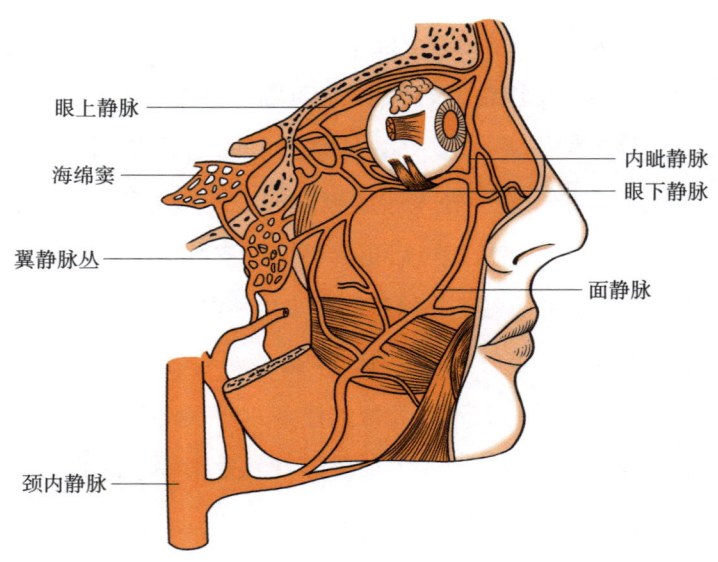

海绵窦与面部静脉的沟通

栓综合征）等严重并发症。两侧海绵窦相通，血栓可累及一侧或两侧海绵窦。一旦发生并发症，轻者出现眼睑水肿，眼球前突且运动受限，上睑下垂。进一步发展，出现寒战、发热、恶心呕吐、头痛、瞳孔散大、光反射消失、意识障碍等全身感染中毒症状，甚至可出现败血症、毒血症……

危险区内无小事

要提醒青少年，远离危险三角区。如此区皮脂腺发炎，出现脓点，切记不要搔抓、挤压、挑刺或热敷。早期要冷敷，可用碘伏涂抹患处，同时服消炎药。待急性炎症完全控制，感染局限，已形成明显的小脓肿时，方可切开引流，或让其自然破溃流脓。平时也应避免诸如抠疤、拔胡须或鼻毛的坏习惯。局部要保持清洁，以免出现黑头堵塞皮脂腺口或汗腺口。少吃油腻、辛辣等刺激性食物。

【案例分享】

例一 20世纪初，一位年轻的英国绅士上唇长了一个脓包，忍不住将其挤破。几天后，脸部开始肿胀，伴随着剧烈的头痛，最终发展到视力模糊和高烧。当时医学还没有现代那么先进，医生尽最大努力为他提供治疗，但最终因感染引发的海绵窦血栓不幸去世。这一案例让医学界开始审视面部血液循环的特点和感染传播途径，从而使"危险三角区"概念广泛用于指导临床实践。

例二 一男青年因上嘴唇疖肿 2 天，伴高烧、头痛前来急诊，查体发现：体温 39.5℃，左上唇、眼周围组织红肿、触痛，眼球运动受限；左鼻唇沟外侧有直径 1.5 cm 的红肿硬块，在硬块皮肤的表面有多个小脓点。经询问病史，原来他在几天前左上唇长了一个小疱，发痒不适，即用手指挤压，疱口流出黄水，当时似乎好了些，但当天晚上，就出现了上述症状。医生根据病史和检查结果，诊断为上唇疖肿并发海绵窦血栓性静脉炎。由于治疗及时，经一周抗感染治疗后病愈。

危险三角区的静脉到底有没有瓣膜？

最近看到《文库》系列有一学者写了一篇文章，他引用了几位作者的论述，要澄清近半个多世纪里所谓"危险三角区"的真相。大概意思是危险三角区的恐吓由来已久，实际上危险三角区是不存在的。

费伦巴赫和赫灵所著的《头颈部解剖图谱》中关于静脉瓣的描述是对的："一个常见的错误观念是头部静脉不像其他静脉那样有单向瓣膜。实际上，大多数（但不是所有）面部静脉都有瓣膜。"但几位作者没有具体说明危险三角区有没有静脉瓣或静脉瓣的发育情况。

有的医生指出，尽管面静脉确实没有瓣膜，但这并不意味着感染可以轻易通过静脉逆流进入颅内。血液的正常流动方向和压力差实际上使得细菌通过面静脉进入海绵窦的可能性非常低，现代影像学和临床研究表明，面部的静脉血流通常是向下流动的，从面部流向颈静脉而非向上进入颅内。认为危险三角区的重要性可能被高估了。这种说法不严谨、不科学，并非恐吓，应该告诫医学生和读者，危险三角区是存在的，面部长疖肿挤压有危险。

在20世纪初，巴克斯特医生记录了多起由面部感染导致海绵窦血栓的死亡案例。然而，随着青霉素的应用，这类致命感染的发生率大幅下降。詹姆斯医生曾记录了自己多年来治疗面部感染的经验。他回忆道，在40年的行医过程中，尽管处理过上百例鼻部、上唇部感染的病例，但只有极少数病例发展为更为严重的疾病。现代的诊断和治疗手段让危险三角区的概念在日常临床实践中变得不再重要。但这并不意味着面部危险三角的风险已经完全消失，对于危险三角区域的感染要保持警惕。抗生素可以有效控制感染，但如果感染没有得到及时治疗，仍然有可能出现严重后果。

从进化史上讲，人类站起来后，由于静脉壁本身的结构特点，加上静脉血回流受引力影响，阻力较大，为了防止静脉血反流，就进化出防止静脉血反流的静脉瓣装置。下肢的静脉比其他部位的静脉血回流会更困难一些，因此，瓣膜数量较多，发育也最完善。头面部静脉血因受引力影响最小，回流顺利，不存在反流问题。危险三角区的静脉没有瓣膜或瓣膜不完整（仅有1片瓣膜），在近百年的解剖学论文中早有报道,在解剖学教科书中也有明确记载,不应该怀疑。临床上已有足够多的挤压危险三角区疖肿造成颅内感染的病例报道。

因此,不论有没有造成颅内感染的可能性,在解剖学教学或医生问诊病人时,一定要说清楚危险三角区静脉的结构特点以及疖肿处理不当有可能引起颅内感染,哪怕可能性只有万分之一。用老百姓的话说,宁可信其有,不可信其无。

免疫交响区

我们过去都知道面部有个危险三角区,其实这个区域还是个精密的"免疫交响区"。近期,因其独特的解剖结构和血液循环而广受整形美容界关注。当你凝视镜中的自己那个区域时,看似平常的三角区下一直在上演着动人心弦的"免疫交响曲"。最新的免疫学研究揭示,在危险三角区的每平方毫米表皮层中,分布着密集的朗格汉斯细胞和巨噬细胞,形成一道微观的防线,与树突状细胞网络协调,编织成一张强大的免疫网。这里的微血管密度高于面部其他区域,为局部免疫反应提供了强有力的支撑。最新的皮肤微生态研究发现,面部中央区域的毛细血管末端和微循环系统构成了一个复杂的调节网络,与局部组织的信号交互密不可分,当微循环发生波动时,细胞因子网络随之产生反应,形成一系列精妙的连锁机制。当毛囊微循环的pH值偏离正常范围时,局部的白介素、趋化因子等信号分子迅速活跃,形成细致入微的免疫链反应,这些分子的相互作用犹如一场微观的芭蕾,每一个"舞步"都精准到细胞层级,时间上甚至以微秒计。当表层免疫细胞检测到病原体入侵时的瞬间,会释放白细胞介素、肿瘤坏死因子等信号分子,激活局部免疫反应,其协调性和精准度比人体其他区域更具优势,这种卓越的血管网络结构和免疫细胞反应速度堪称造物主的杰作。目前面部三角区已成为解剖学、免疫学、微生物学和整形美容科研的交汇区。因此,在追求健康与美丽时,要呵护好这一区域,不要破坏它的生态。

任何事物都具有两面性,面部危险三角区也不例外,是危险区,也是免疫区,这就是辩证法。

解 剖 那 些 事
——人体、解剖刀与羊皮纸

不可小觑的腹压

地球上的一切物体都在一定的大气压中维持自己的位置和形态，人体也不例外，各个器官在正常的大气压中才能具有相对稳定的位置和形态，从而发挥正常的功能。

发现腹压

腹压就是腹腔内的压力，腹压的变化时刻影响着腹腔和胸腔器官的位置和形态，也对咳嗽、喷嚏、呕吐、排便、排尿、分娩等产生或多或少的影响。过高过低的腹压，甚至影响到心肺胃肠的形态和功能。有些疾病会因腹压的影响而恶化。在临床上也可利用增加或减少腹压治疗疾病或改善手术操作环境。

腹压测量可以追溯到19世纪。巴黎生理学家马雷（Marey）对人体内部的压力现象充满好奇。他认为压力的变化可以影响人体内部器官的功能。他发明了压力计，记录人体内部不同部位的压力变化。腹压作为一个临床的诊断指标，直到20世纪初才逐渐显现出它的价值。1920年，德国医生舍尔曼（Scheuermann）观察到一些急腹症患者的腹部肿胀异常。他想知道这种现象是否与腹腔内压力有关。于是，他用血压计尝试测量这些患者的腹腔压力。发现腹腔内的压力比正常人的高。他意识到，腹腔压力的变化可能与患者的急腹症有关，并大胆提出，腹压可以成为诊断急腹症的重要参考指标。

1980年，美国急诊专家伊瓦图里（Ivatury）专注于创伤和重症监护。他首次提出利用膀胱内压测量技术来反映腹腔内的压力。证明膀胱内压测量不仅安全，而且能够准确反映腹压变化。这一发现彻底改变了腹压测量的方式，得到了国际医学界的广泛认可，现已成为腹压测量的金标准。在20世纪末，已经能够利用灵敏的压力传感器更加精确地测量腹腔压力，并通过数字方式记录数据，使医生能够实时监测患者的腹压变化。

腹压的形成

腹压是腹腔内压力的简称。正常成人在平静状态下，腹压正常值的参考范围为0~7 mmHg，基本上与外界气压持平。

正常腹压主要是由腹壁肌的收缩产生并予以维持。腹壁肌有10块，包括腹腔上壁的膈肌、下壁的盆底肌（实际上是几块小肌肉组成），腹前外侧壁有腹直肌、腹外斜肌、腹内斜肌、腹横肌各一对。此外，腹后壁的腰方肌、腰大肌，腰部中线两侧的竖脊肌对维持和增加腹压也有一定作用。

腹腔是一个封闭的空腔，与外界相对隔离。维持正常的腹压需要健康有力的腹壁肌。常见的锻炼腹肌力量的运动有：转呼啦圈、引体向上、深蹲、俯卧撑、空中蹬自行车、举哑铃、杠铃、跑步、仰卧起坐、卷腹等。开怀大笑也能锻炼腹肌。

通过腹肌的收缩和舒张以及吸气时降低膈肌来维持或调节腹压，正常值通常为 0 或接近 0 mmHg，不超过 7 mmHg，在此范围内能以保持腹腔器官位置和功能的相对稳定，防止器官下垂或受到外部冲击的伤害；也起到支撑脊柱各结构，保持躯干的姿势和运动稳定性的作用，尤其在重量承载、强烈运动和运动转换时能发挥关键作用。适当的腹压可以帮助静脉血液和淋巴回流，维持循环系统的正常功能。通过调节腹压，特别是在呼气时，可以增加呼吸肌的效率，提高肺活量和呼吸功能。腹压在力量训练和体育运动中起到非常重要的作用，可以增加肌肉的稳定性和力量输出，提高运动质量和预防运动损伤。

引起腹压增高的因素很多，主要分为两大类，即内在因素和外在因素。内在因素有长期咳嗽、排便困难、肝硬化腹水、肠梗阻、怀孕、分娩、前列腺增生导致的排尿困难、肥胖或腹腔巨大肿瘤等。外在因素有重体力劳动，特别是需要长期弯腰再起立的工作。

腹压超过 20 mmHg 称腹部腔隙综合征，使腹腔内器官血液回流减少，可能造成急性肾衰竭、呼吸衰竭、心功能不全等。腹内压超过 25 mmHg 时，需手术降低腹压。

有三种情况不宜做增加腹压运动：①月经期：月经期做增加腹压运动，容易导致盆腔血液循环加快，月经量增加，经期延长，还有可能导致痛经；②孕妇：做增加腹压运动会增加子宫的压力，可能影响胎儿发育甚至造成流产，但在分娩时，要听从助产士的指挥，需要用力时一定要增加腹压，以快速顺利分娩；③患有疝的人做增加腹压运动会让疝复发，也增加了嵌顿的风险。新生儿无意识地大声啼哭，骤然增加腹压，可诱发腹股沟疝或脐疝。

如何利用腹压

运动会上看举重比赛，举重运动员腰系宽大的腰带，举起杠铃的瞬间会突然憋气，腹部用力，从而产生更大的力量。举重运动员腰系宽大的腰带就是为了增加腹压，保护腰肌。撑竿跳、仰卧起坐都能使腹肌收缩，增加腹压。

腹压是正常生理反射力量的源泉，如呕吐、咳嗽。当误食毒物、变质食物或刺激性很强的食物时，刺激咽、食管和胃，引起胃肠道剧烈痉挛和蠕动加快，继而通过强力、快速增加腹压的方法将胃内容物排出，完成呕吐反射，这是一种人体自我保护的条件反射。在婴幼儿，频繁、过度呕吐可能会脱水。中枢神经疾病所致的呕吐要仔细检查，及时治疗。当呼吸系统炎症刺激、吸入刺激性气体或异物，或痰增加，嗓子发痒，反射性地强力、快速增加腹压，产生咳嗽，将有害气体或分泌物咳出，这也是一种人体自我保护的条件反射。但频繁、过度咳嗽，特别是干咳，导致嗓子痛，甚至胸痛，需服用适量止咳剂。每天的大、小便同样需要腹压，以加快排便速度。便秘或前列腺炎时更需增加腹压。生理性腹压增高（如胃肠道积气）可通过打嗝、放屁降低腹压。排便或排尿既是生理需要，同时也降低了腹压，会有舒服的感觉。

　　产前做腹压训练是分娩过程中非常重要的一个环节，腹压要用在刀刃上，要听从助产士的指挥，当宫口开全以后，腹压成为缩短产程的重要力量，可提高宫缩压力2~3倍。此时反射性引起产妇屏气，声门紧闭、呼吸暂停，腹肌及膈肌收缩，然后产妇就像排便一样通过屏气向下用力，腹腔压力进一步上升，这样不仅可以缩短产程，还能缓解疼痛。

　　如胸部疾病要做开胸手术，术后为了减轻刀口张力和疼痛，利于刀口愈合，护士会在术前训练患者做腹式呼吸，即通过腹压的增加和降低，使膈肌上升和下降，产生呼吸，从而降低胸廓的运动幅度。反之，如做开腹手术，则术前要做胸式呼吸训练，即以胸廓运动为主，减轻腹部刀口的张力和疼痛，以利于刀口愈合。

不可小觑的腹压

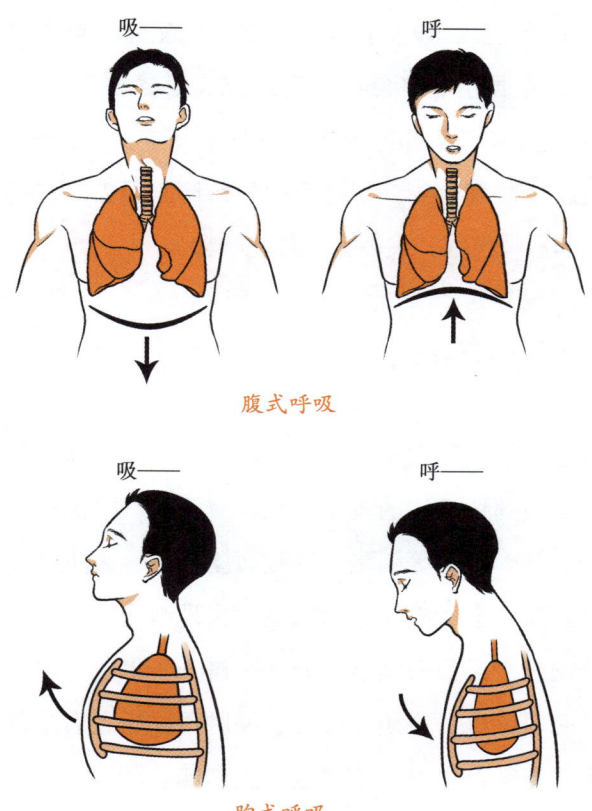

腹式呼吸

胸式呼吸

临床上利用增加腹压进行急救最著名的技术是"海姆立克急救法",由纽约外科医生海姆立克于20世纪70年代发明。当气管或食管内进入异物时,海姆立克急救法要求施救者从背后抱住哽噎者腹部,对其肚脐上方连续大力推压冲击,通过腹压快速有力地增加把哽噎物挤压出来,称为气浪空炸,也叫阵咳炸浪。据说海姆立克急救法挽救了美国前总统里根和纽约市长科赫,以及其他几十万人的生命。有人说这是吹牛。后来美国红十字会将"海姆立克急救法"的名字改为"腹部冲击法"。腹部冲击法的道理并不复杂,就是通过快速增加腹压,把气管或食管哽噎的异物挤压出去。这是一种简单有效的急救技术,大多数人都能学会。

腹压高或低都有害

腹压等于或稍大于一个大气压时,血液会在心脏的推动下,均衡地到达身体的各个部位。胃肠胀气、肠梗阻或有腹腔积液、肝脾肿大等因素,导致腹压增高。腹压升高的表现主要是腹胀,会影响胃肠道蠕动,出现恶心、呕吐,导致消化液分泌减少,没有食欲。如腹胀进一步加剧,严重时还可能导致呼吸困难、心跳加快、心慌胸闷。妊娠后期使膈肌上升,会压迫肺,导致腹式呼吸受到影响,呼吸不畅。腹压升高可影响盆腔和下肢静脉回流,有可能形成深静脉血栓。腹部手术后腹压高会影响刀口的愈合。新生儿或婴幼儿啼哭会增加腹压,可能导致脐疝或腹股沟斜疝发生。在成人还可能出现腹壁疝、膈疝或使疝加剧。腹压过高可能会导致尿潴留、脱肛、子宫下垂或发生痔疮。

当然,腹压过低也会出现问题。如孕妇腹压过低,可能出现分娩困难或产程延长。老年人因腹壁肌松弛无力,腹压偏低,常常导致腹腔器官下垂(如胃下垂),咳嗽、呕吐或排便无力。故老年人应进行适当的腹肌锻炼，增强腹肌力量。

腹腔镜手术时，通过人工气腹，在手术期间使腹压维持在 12~14 mmHg，以扩大腹腔空间，利于手术器械操作，手术操作完毕后即放出气体，恢复正常腹压。

尿：健康晴雨表

尿由肾脏生成，是排泄人体新陈代谢产物和多余水分的最重要载体。尿的任何改变，如成分、尿量、颜色；尿引起的任何症状，如尿急、尿频、尿痛、排尿困难等，都会引起全身各个器官的生理功能紊乱。尿异常的最终结局是肾功能衰竭。尿的来源是肾脏，因此，认识肾脏，了解尿液，及时检查，精准治疗，就能"尿出健康，尿出希望"。

尿从哪里来

早在亚里士多德时代，人们就已经认识到血液经过肾脏过滤后可以形成尿液，但尿液是如何形成的并不清楚。欧洲文艺复兴时期，意大利帕多瓦大学的泽尔比斯教授认为肾的

尿：健康晴雨表

上半部负责收藏血液，然后血液经过中央的膜状结构过滤到下半部成为尿液，但他从未在肾脏内找到那个所谓的过滤膜。在泽尔比斯离开帕多瓦大学之后，维萨里成为继任者。维萨里通过仔细观察也没有发现膜状结构在哪里，认为尿液是以某种方式从肾脏血液中滤过而成，但受当时技术条件限制，具体机制没弄明白。转眼间过了100年，马尔比基用显微镜发现了肾脏内毛细血管网，血液可能是通过毛细血管网滤过而形成尿液。又过了300年，人们通过扫描电镜和透射电镜发现肾小体内是一团毛细血管球，毛细血管形成的肾小球将血液中的一些物质通过滤过膜过滤后排入杯状的肾小囊，形

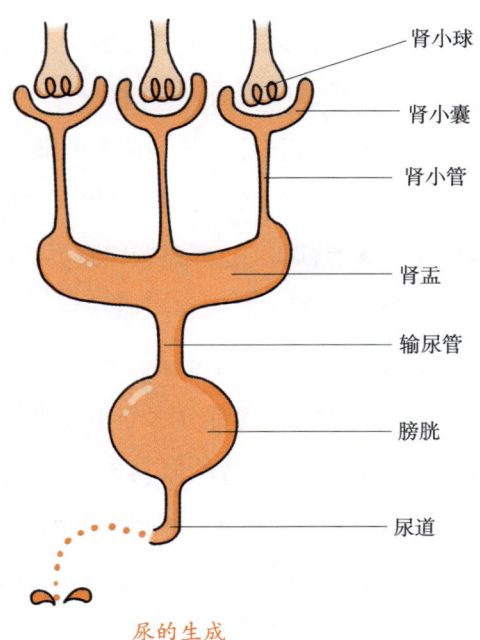

尿的生成

成原尿。其后进一步研究,才逐步弄明白,原尿通过一系列微细管道处理后成为终尿的整个过程。肾脏产生尿的运行机制貌似简单,但实际过程深奥玄妙,至今人们无法仿制。

尿量和成分

人们每天的尿量和成分随着摄入的液体量、运动量和环境温度,甚至精神状态而变化。正常情况下,尿内各成分的数量和比例是相对恒定的。肾炎可影响尿量和尿的成分。脑垂体分泌的抗利尿激素减少,可使大量原尿无限制地排出,形成"尿崩症"。糖尿病病人的尿中糖分多,渗透压高,能携带大量水分排出,因此,出现"三多"症状(吃得多、喝得多、尿得多)。中国隋唐时代的甄立言最早记载糖尿病病人的尿是甜的,其后英国医生托马斯·威廉也提到这种病人的尿味如糖似蜜。如代谢紊乱,尿中的矿物质结晶在肾内沉积,形成大小不等的石头,这就是肾结石。

血液通过肾小球滤出的尿称"原尿"。一个成人每天滤出的原尿量足足有 180 L!这可以装满几个 50 L 的水桶。这些原尿在通过肾小管时,大部分水分和其他可以利用的成分被重新吸收。进入集合管后的尿其成分已有很大改变,最终变成排尿时看到的"终尿"。成人每天排出的尿液大约有 1.5 L,还不足原尿的百分之一,这种尿量调节机制对维持人体内环境的平衡非常重要。

过量饮水后，为了尽快排出多余的水分，肾脏会计算好时间，30分钟后你一定要去卫生间。饮水太少，或大量出汗，小便量就会减少。吃太咸的饭菜，会感到口渴，肾脏也会调节，尽快排出过多的盐分。心功能不好的人摄入盐分太多，如肾脏调控能力不足，血容量就会增加，随之血压升高，因此，一定要控制盐分摄入量！

人们从饮食中不断获得水和盐分，肾脏利用自己的滤过和重吸收功能，保证了"终尿"的量和成分正常，从而保持人体内环境的平衡。

正常人尿液中的固体成分占4%，每天排出约60 g，其中无机盐25 g，多半是钠离子、氯离子；有机物35 g，其中尿素约30 g，其余是微量的糖和蛋白及其他代谢产物。尿酸是尿液中的主要代谢产物，每天的生成量和排泄量大约相等，生成尿酸的原料三分之一来自食物，三分之二是体内自行合成。排泄途径则是三分之一由肠道排出，三分之二从肾脏排出。上述任何一途径出现问题，就会造成尿酸升高而形成痛风。

肾小球的滤过膜不允许蛋白和各种血细胞成分滤过。尿中如出现蛋白称蛋白尿，蛋白越高说明肾脏滤过功能越差，使部分蛋白"漏网"，这是衡量肾脏功能的重要指标；含有红细胞则称血尿。少量出血，肉眼不易分辨，需显微镜下才能看到。大量出血，肉眼可见尿呈红色，应尽快检查清楚是否有肾炎、肾肿瘤、肾结石或结核。

尿的生成有赖于肾小球的滤过作用和肾小管、集合管的重吸收和分泌功能。尿的比重随尿量而变动，一般为 1.015~1.025。尿的酸碱度受食物性质的影响，变动很大，pH 值为 5.5~7.5，略呈碱性。19 世纪著名建筑师弗朗索瓦·利杰通过周密计算，一个人 24 h 的排尿量是 1250 g。中国人计算，每昼夜尿量约 1500 mL，其中 500 mL 为基本排水量（尿量少于 500 mL 即为少尿），其余为机动排水量，随进水量的增减而变动。长期每天尿量保持在 2500 mL 以上，称为多尿。如果每天尿量不到 100 mL，称为无尿。尿量太少或无尿，无法溶解每天的代谢产物。如代谢产物聚积在体内，将会给机体带来严重影响。

五色尿液

细心的人可能会观察到尿的颜色有黄色、褐色、红色、白色、棕色……这是为什么？尿液呈黄色其实是因为含有一种胆红素，是来自衰老死亡的红细胞被分解出的废弃物，一部分随大便排出，一部分通过尿液排出，胆红素随尿液排出时就会变成黄色的色素，又称尿胆素。尿量的变化使尿胆素的浓度发生变化，尿的黄色程度也发生变化。当人们补充了足够的水分，尿量变多，尿液的颜色就会变浅，甚至接近透明。在人们剧烈运动后或者是劳累时，大量出汗，尿液会呈深黄色，这表明身体有脱水的迹象，因此要及时补充水分。饮水多，产生相同尿液所用的时间也会相对减少，尿就不至于过于浓缩。

当泌尿器官出现问题时，尿可以出现不同颜色。在泌尿系感染时（肾炎、膀胱炎、尿道炎），排出的尿液中含有大量的脓细胞，尿色则发白或者混浊。丝虫病可致淋巴管破裂，乳糜样的淋巴进入尿中，形成发白的乳糜尿。泌尿系统任何部位有损伤出血均可出现血尿（肾炎、结石、结核、肿瘤、血液病、先天畸形或运动性血尿等）。当肌肉受到严重挤压伤时，肌红蛋白进入血液，通过肾脏排出，尿液就呈暗红色。如大量肌红蛋白阻塞肾小管，可造成急性肾功能衰竭，死亡率很高。急性黄疸型肝炎或胆道梗阻，因尿中胆红素含量高，尿呈黄褐色浓茶样；胆红素随血液循环到全身，使皮肤、结膜也被染黄，称黄疸。棕褐色酱油样的尿是溶血引起的血红蛋白尿，如蚕豆病、溶血性输血反应等。一般情况下，尿颜色改变的同时，还会有相关的其他症状。

尿的颜色与饮食、服药也有关系。最常见的是进食胡萝卜后尿呈亮黄色，服中药大黄可使尿色深黄如浓茶样，吃紫红色火龙果后尿呈红色，吃麻黄素后尿呈黄色。这与疾病造成的尿颜色改变不同，不要惊慌，停止食用或服用这些有色素的食物或药物后多喝水，排几次尿，颜色就正常了。尿中的尿素被空气中的细菌转换成氨，所以通风不好的卫生间会散发出刺鼻的氨气味。

尿急、尿频、尿痛是怎么回事？尿急是指一有尿意就迫不及待地上卫生间，难以控制。正常成人白天排尿3~6次，夜间1~2次，尿频是指单位时间排尿次数比正常情况下明显增多。当然，如果是饮水增多、天气寒冷或者精神紧张，又没有其他症状的话，就很可能是生理性尿频，不用担心，减少饮水或保暖即可解决。尿痛是指排尿时感到尿道内疼痛或有烧灼感。如果尿急、尿频、尿痛同时存在，十有八九是泌尿道感染，如合并尿颜色明显改变，应该警惕。新生儿和周岁以内的婴儿尿路感染的症状并不明显，大多数患儿只出现发热、不愿吃奶、腹泻、腹胀等非尿路感染的全身症状。当发现宝宝排尿时出现哭闹或尿频，可能存在泌尿器官的感染，应及早就医。

  冬天寒冷的时候，小便后都会忍不住全身抖一下，为什么？这是因为我们正常的体表体温通常是36℃左右，但人体的深部体温，也就是体内温度要高一些，大约是37℃。而尿液在被排出之前的温度和体温一样，当我们快速排出尿液之后，体内的温度就会突然暂时下降，这时候身体就会为了恢复正常体温而抖动肌肉，所以小便完之后会马上抖一下。外部温度与体内温度的温差越大，排尿后身体感受到的温差也更大，因此会抖得更厉害。这种抖动的学名叫震颤，跟寒战不一样。

  到了冬季天气变冷，小便的次数也会增多，这是身体适应气温变低的自然反应。原因是，气温下降会引起体温下降，身体为了维持体温会收缩体表的血管，同时扩张体内的血管。结果流向肾的血液增加，尿液也就随之增加了。而夏天天气炎热，部分水分通过皮肤蒸发，体内水分减少，基于机体的自我保护功能，尿量自然也就减少了。

饮水千般好

细心的人可能观察到自己的尿有时候清亮一点,有时候就黄一些,甚至有时尿液会出现白色混浊,慌慌张张跑到医院验尿,却发现没有问题。这就要说一下水对我们人体的作用了。多饮水,产生相同尿液所用的时间也会相对减少,促进代谢产物的排泄,高温天气多饮水可预防中暑;析出晶体的机会就减少,这样患肾结石的概率也会降低;可以降低患泌尿道炎症的机会。这印证了民间一句话:饮水千般好,百病不来找。但肾功能有问题或高血压患者应控制饮水量。

正常尿液中有细菌?

从古希腊到中世纪,医学上认为尿液是一种"纯净"的体液。19世纪的微生物学家没有在健康人的尿液中发现任何细菌,这进一步巩固了尿液无菌的观念。巴斯德认为,正常尿液是相对封闭的无菌环境,在未感染的状态下,尿液中不应有细菌,在尿液中检测到细菌就意味着泌尿系感染(如肾炎、膀胱炎、尿道炎或前列腺炎)。致病途径主要是尿道外口周围,在排尿后经过尿道口进入。20世纪后也有报道称正常尿液中细菌正常值为每微毫升0~400个细菌。

过去由于检测技术不够灵敏,正常尿液中检测不到微量细菌的存在,只有在炎症情况下,细菌含量高到一定程度时才能检测出。实际上,健康人尿中存在细菌。现在科学家利用更敏感的16S rRNA测序检测到健康人的膀胱中确实存在细菌,称常驻菌群。这些尿被称为无症状性菌尿,菌尿不同于泌尿系感染,是人体正常微生物群的一部分,就像肠道内的益生菌一样。带菌者由于机体免疫力比较强,或者细菌毒性比较低,并不会表现出症状,不需要特殊处理。但孕妇因为无症状性菌尿可能引起早产,故一旦发现要及时治疗。

科学家认为这种不活跃的菌群可能有助于维持尿路的生态平衡,通过调节膀胱菌群,预防致病菌繁殖,从而减少或减轻尿路感染。

另有资料显示,科学家已经发现每毫升正常尿液中含有上千个细菌,通常有30多个菌种。他们认为,这些细菌原本就存在于泌尿系统中,是身体非致病菌群的一部分,实际上有助于对抗致病菌感染。

尿毒症的结局

尿出现的最大危险病症是尿毒症(肾功能衰竭)。由于肾炎使肾结构破坏,功能丧失,大量代谢产物不能经肾排出,水电解质平衡紊乱,多种毒素在体内积累(如尿素、尿酸),

导致消化、心血管、大脑、肌肉等器官功能紊乱。到目前为止还没有有效的药物治疗，血液透析或腹膜透析是缓解症状的有效方法，但不能根治。

荷兰医生科尔夫（Kolff）是人工肾的鼻祖。1943年科尔夫发明了第一台具有实用价值的肾透析机，此后逐步完善，直到目前的智能化，全世界有数百万患者依赖肾透析维持生命。毫无疑问，仅凭此一项功德，科尔夫亦足以不朽。

肾透析分为血液透析和腹膜透析。血液透析俗称"人工肾"，是利用半透膜原理，将患者的血液经血管通路引入透析机，在透析器中透过透析膜与透析液之间进行物质交换，再把经过净化的血液回输至体内，把血液内的各种代谢废物和过多的电解质移出体外，以达到净化血液、纠正电解质和酸碱平衡紊乱的目的，每周要做2~3次。如能长期坚持透析，不少患者能存活10~20年以上，据说美国一位患者依靠肾透析多活了50年。

腹膜透析是利用腹膜作为半渗透膜，通过重力作用将配制好的透析液经导管灌入患者的腹膜腔，这样，在腹膜两侧存在溶质的浓度梯度差，高浓度一侧的溶质（腹膜内血管代谢废物）向低浓度一侧（透析液）弥散，每天更换3~4次，就可不断地排出体内的毒素了。目前可以智能化居家腹膜透析，不用去医院，方便、经济和安全。血液透析和腹膜透析各有优缺点，患者可根据自身的情况选择。如有条件，做肾移植可能会一劳永逸。

解剖那些事
——人体、解剖刀与羊皮纸

阑尾到底有没有用

一般来说,要想认识社会发展史,就必须寻找文明诞生和发展过程中,在大自然中留下的蛛丝马迹,如中国的二里头遗址、仰韶遗址、三星堆遗址、大汶口遗址、良渚遗址等,美洲中部的玛雅文化遗址,或古罗马、古埃及、古印度的遗址等。但要想了解人类器官进化的历史,除了部分骨能保存下来外,其他器官倒不需要到荒郊野岭中寻觅遗迹,只要在我们自己身上寻找就可以了。

寻找退化的器官

人类作为一种高度进化的动物,仍保留着祖先留下的一些退化器官遗迹(又称痕迹器官),每一个遗迹都有不同的退化轨迹。这些遗迹有的早已耳熟能详,例如常给我们找麻烦的阑尾、智齿。有的人尾骨过长(返祖现象),不慎臀部蹲地,可能会造成尾骨骨折。而脊椎动物的尾巴仍是奔跑的平衡器、决斗的武器或坐位的支撑器。

阑尾为什么退化

对于现在食用树叶、野草等粗纤维食物的动物来说,发达的阑尾仍然是它们的"专利",成为消化粗纤维食物的主力;智齿用来咀嚼粗纤维,为肠道进一步消化粗纤维打下基础。对人类消化食物提供帮助的牙齿,随着人类食谱的精细化,不再需要总是咀嚼坚韧的食物,受牵连的磨牙中,智齿首当其冲,逐渐退化成为多余的鸡肋。其次受影响的是阑尾。这就是进化论中常说的"用进废退"。

当年达尔文认为,在人类的祖先以树叶野草为主要食物来源的时候,盲肠很重要。随着人类的进化,生产力的提高,食物变得越来越精细,越易于消化,此时的胃、小肠基本上都能完成食物消化的全过程。根据达尔文的进化论,盲肠的功能变得微不足道,远段逐渐退化,即成为我们现在看到的阑尾。关于人类消化系统的演变,很难留下比较直观的考古事实,现在研究的方向,不外乎是古人类牙齿、颌骨的变化,以及与其他灵长类的消化系统比较。尽管这样,我们还是发现阑尾哪怕只退化成这么一小段肠管，还是能多少判断出它过去的形状，现在存在的利与弊、功与过。

2017年，美国中西大学的史密斯研究了533种哺乳动物，包括猩猩、豪猪和水牛等，发现这些物种都有阑尾。阑尾作为哺乳动物的消化器官，已经存在了8000万年。由于这些动物落后于人类的饮食水平，树叶、根茎等含有植物纤维的食物仍占它们食谱的很大比例，需要盲肠来完成消化，获取营养。它们的盲肠要退化到人类阑尾的程度，只有天天吃上精细食物后才能慢慢赶上人类，不过，那至少还需要几百万年！

阑尾的形态

文艺复兴时期，达·芬奇最早绘出阑尾解剖图。1521年，意大利医生卡尔皮（Carpi）最早描述了阑尾的形态和位置。阑尾位于腹部，呈细长弯曲的盲管，又称蚓突，拉丁语的意思是形如蚯蚓。阑尾上端开口于盲肠后内侧壁，下端封闭；长7~9 cm，直径0.5~0.8 cm，管腔仅有0.2 cm。

1955年，柯林斯（Collins）收集了5万例阑尾资料，观察了阑尾的位置，其中位于右下腹部的占96%。阑尾上端位置恒定，下端可指向任何方向，最常见的是朝向盆腔方向，其次是指向内上方，还有盲肠后方、回肠前方、肝下方、左下腹部、盲肠壁内等。阑尾的外形多种多样：①节段阑尾；

②微小阑尾；③特长阑尾（长达 20 cm）；④过粗阑尾，似盲肠；⑤阑尾部分重复；⑥阑尾组织异位，常见有子宫内膜异位、胃黏膜异位等。

阑尾的动脉是终末动脉，即没有与其他动脉的交通，提供代偿，一旦发生血液循环障碍，阑尾易发生缺血性坏死。阑尾静脉血最终汇入门静脉，因此，当阑尾发生化脓性感染时，细菌经门静脉血流进入肝脏，可能造成肝脓肿。

阑尾与免疫

阑尾的功能就像一个久已蒙尘的弃物，无人问津。不知怎么回事，近二十年又被一些细心的人想起来。他们认为，一个看似没用的东西，既然存在，总有它的价值。

研究发现，胎儿出生后，淋巴组织开始在阑尾中积聚，在 20~30 岁时达到最高峰。阑尾作为一个类淋巴器官，有助于 B 淋巴细胞的成熟。阑尾还参与产生一种因子，能直接帮助淋巴细胞移动至身体的其他部位，故阑尾可称为免疫器官。最新研究证实，阑尾在胎儿和青少年身上发挥着重要的作用。胎儿发育到第 11 周前后，阑尾中出现内分泌细胞，已经证明胎儿阑尾中的内分泌细胞可产生多种生物胺和缩氨酸激素，从而协助机体完成自我平衡过程。40 岁后阑尾的淋巴细胞开始减少，到了 60 岁后几乎完全消失。

阑尾可以帮助抑制具有潜在破坏作用的体液抗体反应，

同时能够提供局部免疫功能。这种局部的免疫在生理免疫反应以及对食物、药物、细菌或病毒性抗原的控制中可发挥重要的作用。

2007年，美国杜克大学医学院的帕克（Parker）发表的一篇论文指出，阑尾有助于益生菌存活并进入结肠栖息繁殖，充当肠道益生菌"庇护所或栖息地"的作用。益生菌是指对维持肠道生态平衡有益的细菌，维持肠道菌群的生态，对日常消化非常重要。当肠道感染时，人们为了杀灭有害细菌，就使用抗生素。抗生素对有害细菌有杀灭作用，对益生菌也有杀灭作用。由于阑尾的位置是个死胡同，一些被抗生素杀得走投无路的聪明益生菌可以在此处躲进来，等到杀菌战役结束，恢复了和平后再回到结肠"上班"。帕克表示，达尔文曾说阑尾没有用处，但这不怪他，当时还没有发现细菌。

到了2011年，"阑尾庇护学说"有了佐证。格伦德尔（Grendell）的一项研究证明，割掉阑尾的人感染艰难梭菌的概率比普通人高了4倍。艰难梭菌（因为培养起来很艰难，故名）会在肠道益生菌减少时更快繁殖，阑尾内高密度的淋巴细胞的确是参与了人体免疫系统的组成。

2014年，日本研究人员报道，阑尾能向大肠提供免疫细胞，发挥了保持肠内细菌平衡的作用。如果肠内细菌平衡失调，就可能导致溃疡性大肠炎。他们对比研究了切除阑尾和没有切除阑尾的鼠，发现切除阑尾的鼠大肠内免疫细胞减少了一半，肠内的细菌平衡也失调了。他们因此确认阑尾对于保持肠内细菌的平衡发挥着重要作用。

现代医学研究对阑尾免疫和内分泌功能有了新的认识，这给外科医生提个醒，应严格掌握青少年阑尾切除的适应证，对附带的阑尾切除（切除某一器官病变时，顺便把阑尾切除）更要持慎重态度。

阑尾手术的历史

阑尾炎是一种古老的疾病，其手术可追溯到几千年以前，在古埃及的木乃伊中就发现有阑尾切除的痕迹。1735年，英国医生艾米兰德（Amyand）在为一位11岁的男孩做疝气手术时，发现疝内容物是已经穿孔的阑尾，他为这位患者切除了阑尾，并修补了疝。1886年，美国医生菲茨（Fitz）首次提出了阑尾炎（appendicitis）这一术语。急性阑尾炎占外科住院患者的10%~15%，居各种急腹症之首，阑尾穿孔率为11%~32%。

不论年龄、性别和肤色的差异，只要有阑尾，就有可能得阑尾炎，约7%的人得过阑尾炎。到目前为止，急性阑尾炎仍有0.1%的死亡率。阑尾炎可发生在任何年龄，但以青壮年为多见，20~30岁是发病高峰。

细菌感染和阑尾腔阻塞是阑尾炎的主要因素。阑尾细长，管腔狭小，易潴留来自盲肠的粪便、寄生虫及细菌，造成机械性阻塞，但阑尾没有足够的收缩能力将其返回到盲肠内。也可因各种刺激因素引起阑尾痉挛，使阑尾的血液循环障碍，造成黏膜损害，招致细菌感染，甚至出现穿孔，造成腹腔脓肿。通常在阑尾腔内能找到大肠杆菌、肠球菌及链球菌，但这些不是致病菌，当阑尾黏膜发生损害后，这些细菌侵入阑尾壁内，成为致病菌，引起阑尾炎。

老年人常患有各种基础疾病，如糖尿病、高血压等，抵抗力降低，大约 1/3 的阑尾炎患者就诊时阑尾已穿孔。同时老年人反应迟钝，临床表现不典型，容易误诊。这些都是死亡的原因。

妊娠期急性阑尾炎患者的死亡率为 2%。其治疗原则首先应从孕妇安全出发，妊娠 3 个月内发病者，切除阑尾最佳；妊娠中期的急性阑尾炎，症状严重者仍以手术治疗为佳；妊娠晚期阑尾炎如手术，约 50% 的孕妇可能早产。

儿童阑尾炎因为症状不典型，经常会漏诊或者误诊。孩子年龄越小，抵抗力越差，再加上不能准确地说出自己的感受，危险就更大。小儿急性阑尾炎发展快，穿孔率高，并发症多。1 岁以内婴儿的急性阑尾炎几乎 100% 发生穿孔，2 岁以内的为 70%~80%，死亡率为 2%~3%。10 岁以下是儿童阑尾炎发病的高峰期。常见表现有：①肚子疼，成人或年龄较大的孩子会出现转移性右下腹痛，伴有呕吐、发热；②当阑尾炎发作时，孩子喜欢保持右侧卧，双腿屈曲。因为左侧卧位，发炎的阑尾和盲肠会被牵拉，加重疼痛；③当触摸右下腹时，孩子会喊痛甚至拒绝触碰；④走路时右腿会出现步态不稳、跛行等情况。

有的父母带着肚子痛的孩子来看病，不知道该挂哪个科室。建议如果孩子先出现腹痛再出现发热，先去外科就诊；如果先发热再出现腹痛，可去内科就诊，如果医生怀疑有阑尾炎、肠梗阻等外科情况，要转小儿外科及时治疗。

曾有一位5岁小孩右下腹疼痛，家长带孩子来医院，医生告诉家长孩子得了阑尾炎，建议住院治疗。但家长不同意，让医生输液，输了一天液后，孩子症状有所好转，家长便觉得医生小题大做了。一周以后，孩子腹痛加重，再次去医院发现已经阑尾穿孔并形成周围脓肿了，这就增加了手术难度和危险性。关键时刻一定要相信医生，如果你不相信这位医生，建议多咨询几位普外科医生，或小儿外科医生，不要因为自己的举棋不定或自以为是，让孩子承受本不该有的后果！

化脓性阑尾炎如果处理不及时可能会出现肠粘连、腹腔脓肿、腹膜炎等严重并发症，严重的还会出现脓毒血症、感染性休克，甚至死亡。女孩因为腹腔脓肿会出现输卵管粘连，可能影响以后生育。小儿阑尾炎病情为什么会发展这么快呢？这是因为小孩子的大网膜发育不完善，阑尾周边组织较疏松，炎症易扩散，且阑尾的壁薄，管腔小，肌组织少，发生炎症极易穿孔。一旦穿孔，炎症容易扩散形成弥漫性腹膜炎，快速发展成重度感染。

阑尾手术史

广为流传的"阑尾就是外科医生拿来练手的"调侃话,成为阑尾不重要的口头禅。确实是这样,实习医生最先入门的手术就是阑尾切除术,这是因为手术较为简单、安全。

1884年,瑞士外科医生克伦雷为一位17岁的男孩做了阑尾切除手术。据说这是世界上第一例阑尾手术,但可惜手术没有成功,这可以理解,因为当时没有完善的消毒、麻醉、止血和消炎等技术。1887年,美国外科医生毛顿为一名26岁患者成功完成世界第一例阑尾切除手术,用肥皂水清洗手术区,不知道当时是怎么麻醉的。目前传统阑尾切除技术已非常成熟,通常30分钟即可完成。阑尾手术受益于科技的发展。100年后,即1983年,莫雷特(Mouret)完成了首例腹腔镜阑尾切除术,术中先用腹腔镜找到阑尾,然后将其提出体外,完成切除。同年,席姆(Semm)完成了第一例真正意义上的腹腔镜阑尾切除术,腹腔镜阑尾切除术具有创伤小、术后恢复快、并发症少、住院时间短等优点,使手术更加安全。目前,有条件的医院腹腔镜阑尾切除已基本替代了传统阑尾切除术式。这是阑尾手术史上的里程碑。

查尔斯·麦克伯尼(Charles McBurney,1845—1913)曾任美国罗斯福医院外科主任,为阑尾炎的准确诊断和手术治疗做出了贡献。1889年他报道了阑尾炎早期手术的治疗经验，主张阑尾炎发病第 2~3 天是进行手术的最佳时机，发明了阑尾切除术切口——标准麦氏切口。时至今日，传统阑尾切除术仍沿用麦氏切口。1894 年麦克伯尼发现了麦氏点——急性阑尾炎压痛最明显处，描述为阑尾根部约在脐与右髂前上棘连线的中、外 1/3 交界处，这使得阑尾炎的诊断程序大为简化和快捷。所有因阑尾切除术而受益的人们，都应该感谢麦克伯尼提出的早期切除阑尾的忠告及麦氏压痛点的发现。

微小阑尾发炎时，寻找阑尾是一件令普通外科医生非常头疼的事。阑尾手术是小手术，也可能是大手术。据说有位顶级外科医生的儿子得了阑尾炎，为了安全起见，亲自执刀，结果 3 个小时没有下手术台。原因是阑尾微小且位于盲肠壁内。这种情况出现率仅万分之一，有的外科医生可能一辈子也遇不上一例！因此，一位好的外科医生只精通器官的正常形态和位置还远远不够，了解器官的变异在某种程度上更为重要。

从长远效果上看，阑尾炎手术与不手术哪个更好？2012 年英国研究人员综合分析了过去收集的 900 名阑尾炎患者的研究资料，其中约一半接受了手术，而另一半采取了抗生素治疗。结果显示，用抗生素治疗阑尾炎的效果也不错，63% 的患者都能治愈，接受手术治疗的患者全部治愈。但非手术的转为慢性阑尾炎的大有人在。虽经抗生素治疗，症状消失了，但抵抗力下降时又会复发，年复一年，甚至伴随终生，看来还是手术效果更好些。

阑尾与帕金森病

一项来自美国生物医学文·安德尔（Van Andel）研究所的报道，分析了瑞典近170万人随访数据发现，早年做过阑尾切除手术的人群，帕金森发病风险竟然降低了19%！对比另一个帕金森患者数据库也发现，做过阑尾切除手术的患者发病时间平均晚了3.6年。进一步研究显示，健康人的阑尾中也普遍存在帕金森的病理蛋白——α-突触核蛋白的寡聚体，而且阑尾的裂解物还能够促进这二者的形成，切除阑尾好处多多！

但近期美国另一项研究却推翻了安德尔研究所的结论，指出切除阑尾竟会提高帕金森病的发病概率，比未切除阑尾的人多出整整3倍！该研究的主要作者谢里夫指出，对帕金森病因的研究，主要围绕α-突触核蛋白，这是一种发病初期在胃肠道中发现的蛋白质。美国克利夫兰大学医院中心的肠胃病专家研究团队在分析6200多万份患者记录后发现，有48万多名患者切除过阑尾，其中有4470名患者被诊断为帕金森病。相对在剩余的没有切除阑尾的患者中，却只发现了约17万例，也就是0.29%的患者。根据这项研究结果，手术切除阑尾的患者罹患帕金森病的风险是没有切除阑尾患者的3倍。谢夫里总结，这项研究显示阑尾炎与帕金森病之间存在明显的相关关系。

我们该相信哪一种结论？

阑尾对维持人体健康也许具有一定好处（还有待进一步落实），但阑尾一旦发炎，一定要及时就医，遵从医嘱治疗。世界上有成千上万切除阑尾的人，他们都活得好好的。急性阑尾炎不切除阑尾有可能转为慢性炎症，会留下遗憾。但手术与非手术，目前还不能说哪个更好，要根据患者的具体情况和医生的诊断结果来决定。

纠结的包皮:切还是不切?

包皮切除的历史

包皮就是包绕在阴茎头周围的皮肤。包皮切除至少有4000年的历史。公元前的古埃及人已经掌握了包皮切除技术,并且将此技术带到了罗马,从此广为流传。那时的包皮切除(割礼)不是为了包皮疾病的治疗,而是一种宗教信仰仪式。像以色列的犹太人,割礼被视为一种信仰行为,根据犹太教教义,男婴出生三天后就要行割礼仪式,即包皮切除手术。《圣经》中有记载犹太人割礼的事,切除全部或部分包皮,是履行与上帝之约、确定犹太人身份和进入婚姻的一种标志。然而,是否进行割礼取决于个人的信仰和家庭的传统。实行割礼的民族还有中东和非洲一些国家。割礼分为男性割礼和女性割礼。

早期割礼普遍使用石刀，当时没有金属刀，由此可知其历史悠久。多数民族的男孩在五岁或七岁接受割礼，岁数不能是双数。时间都在春秋季，这时的伤口容易愈合。孩子的家人要为割礼举行隆重的仪式，邻里亲朋好友都要前来祝贺。割礼由有经验的神职宗教人士主持，先进行庄严的祈祷，履行一套严格的程序。割礼仪式完毕，犹太教堂的神职负责人手持一杯葡萄酒开始念经，之后他将酒杯交到孩子母亲的手里。孩子的母亲念几句经文后啜一小口酒。这时周围的亲朋好友唱着歌，走上前来与孩子的父母以及家人拥抱，向他们表示祝贺。亲友们还会为割礼仪式送上一些贵重礼物。有的民族在青春期或青春期之前割礼，有的则在临近结婚之时进行。犹太人的阴茎癌发病率很低，据说与割礼有关，但不要信以为真。

女性割礼始于古埃及的法老时代，现在还在一些非洲国家流行。在4~8岁，将类似阴茎包皮的阴蒂包皮部分或全部切除（有的将小阴唇甚至大阴唇一并切除），这要比阴茎包皮切除痛苦得多。每年约有200万女性接受割礼，这是千百年来流传下来的一种陋习。

古埃及有众多的墓葬出土文物，为医学史研究者带来了丰富的信息。古埃及第六王朝（公元前2625—前2475）时期的孟菲斯萨卡拉墓地的墓壁画中有一幅包皮切除浮雕图，

解剖那些事
——人体、解剖刀与羊皮纸

代表着古埃及的成人仪式之一。在石刻画中,手术者似乎是用一块锋利的燧石片来进行手术,这和《圣经·出埃及记》中摩西妻子西坡拉给她的孩子割包皮的做法一模一样。当时制作的燧石刀,几乎比金属刀还要锋利得多,所以燧石刀或者黑曜石刀成为切除包皮的第一选择。据记载,坚硬的指甲也是包皮环切的工具之一。古希腊历史学家,西方文学的奠基人希罗多德(公元前484—前425)曾说,古埃及人是那个时代唯一割包皮的民族。

在尼罗河畔的古城帕塞白克有一座康翁波神庙(公元前181—前146),后墙上也有记载包皮切除手术的浮雕,甚至可以清晰辨认出其中大多数工具的用途,有的工具是石器,有的好像是金属制作的。

认识包皮

包皮是覆盖着阴茎头的双层皮肤。阴茎头外形似乌龟头,故习惯称龟头。紧贴龟头的一层皮肤为包皮内板,外层皮肤为包皮外板。在婴幼儿时期包皮比较长,一直包绕到龟头远端(称为生理性包茎),随着阴茎的发育,包皮逐渐向后退缩,龟头慢慢露出来。如果在阴茎还没有完全发育就贸然切去包皮,到了阴茎发育时,包皮长度就不够用了,甚至出现畸形,阴茎勃起时疼痛,会影响排尿和性生活。约70%的男性到了成年,龟头会自然外露于包皮,约30%的男性阴茎勃起时，仍会出现包皮不能后翻和龟头不能完全外露，或无法用手翻开全部露出龟头的现象，即为病理性包茎。

包皮的功能有 4 个：

1. 覆盖及保护功能　在婴幼儿，正常状态下包皮与龟头是密切贴合在一起的，对龟头起到覆盖保护作用，有助于防止病菌的入侵。即使在勃起时阴茎增长约 50%，由于包皮的伸展性较强，仍能覆盖部分增长的阴茎头。包皮还能维持阴茎头最适宜温度、酸碱度及洁净度。

2. 免疫功能　包皮内板的免疫系统能够防止泌尿道感染。包皮与龟头之间的湿润环境中含有溶菌酶，可以消灭有害微生物，也能预防泌尿道感染。

3. 增强性功能　包皮是正常性功能所必需的原始唤起性欲的组织，包皮边缘富含机械受体感受器，龟头则富含游离神经末梢，二者的交互作用是正常性行为所必需的。

4. 分泌功能　包皮内板可以产生分泌物，有利于包皮与龟头之间的滑动。当分泌物和包皮、龟头脱落组织碎屑混合，即形成包皮垢，成为细菌、病毒的滋生温床。因此，应经常清洗包皮内板，将积存包皮垢清洗干净，以保持局部卫生。

儿童的包皮长，切还是不切？

儿童的包皮长，切还是不切，家长常为这个问题纠结。他们担心的是，孩子包皮长，会不会影响到"小鸡鸡"的发育，"小鸡鸡"的头都看不到了，把包皮切了，应该就好了。因此，切包皮成了"妈妈病"。四分焦虑、三分不安加上三分无知，来到医院求助。医生会告诉妈妈，孩子"小鸡鸡"的头看不到，是否需要切除包皮，要观察到六七岁方能做出决定，大概只有不到 1/10 的孩子需要包皮切除。

过胖的孩子看不到小鸡鸡，是因为阴茎被埋在脂肪堆积的耻骨垫里，当务之急是减肥，减肥后就露出来了。绝大多数孩子随着青春期的发育，龟头会逐渐外露。

到了六七岁，如包皮过长过紧，仍完全包绕龟头，称包茎，龟头露不出来影响排尿，包皮被尿液冲灌成一个"小灯泡"，每次排尿感到疼痛，有畏惧感。包皮过长，可能与阴茎头粘连，甚至出现反复感染，这种情况需考虑切除。包皮切除是个小手术，但也要非常慎重。

一般来说，泌尿外科医师对于成人包皮过长的处理态度较为积极。为小孩子做包皮切除手术则较为慎重，一是要全身麻醉，二是术后如有后遗症处理起来也较麻烦，除非有包皮口过于狭窄，引起排尿困难及反复发炎的情况，否则医师较少建议小孩做包皮切除手术。

选择包皮切除手术的时间非常重要。由于包皮过长或者包茎会阻碍阴茎的发育，导致阴茎发育不良继而造成短小，所以做包皮手术的最佳时间应该在 6~8 岁。一年中，春秋两季做包皮手术比较适宜，天气温和干爽，手术后不容易发炎，被称为包皮切除的黄金季节。

包皮过长切除的方法有多种。其中现代的"包皮激光环切术"是目前治疗儿童包皮过长优先选择的技术。包皮切除属于门诊手术，无须住院，随治随走，不影响学习，对术后排尿也没有任何影响。传统的手术方式有诸多优点，传统手术刀叫冷刀，切除之后手术切面是新鲜的，更容易愈合，愈合后瘢痕更小；切口缝合采用可吸收线，不用拆线，减轻了患儿痛苦，也有利于伤口愈合。医生会根据患儿的具体情况选择最合适的术式。

成人的包皮过长一定要切除

成年人在阴茎松软时，包皮不遮盖尿道口，包皮上翻能露出冠状沟，即是正常长度的包皮。包皮过长是指在阴茎勃起时，尿道口仍然被包皮覆盖，同时包皮口狭窄或包皮与龟头粘连，使遮盖阴茎的包皮不能上翻露出尿道口和龟头，有的伴有尿道口狭窄，影响排尿，这就是典型的包皮过长。一定要做包皮切除。

成人包皮过长的危害是显而易见的：

1. 包皮卡压龟头　即过长过紧的包皮卡着龟头，造成龟头远端包皮血液和淋巴回流障碍，导致局部肿胀疼痛；局部水肿又进一步加重卡压，时间过长则可引起龟头溃烂、坏死等严重后果。

2. 影响阴茎发育　阴茎的发育不仅需要营养物质的供给，

也与包皮发育是否正常有关。如果在青春期包皮过长，使龟头全部被包皮紧紧包裹，发育会受到影响，这样发育成熟后的阴茎，龟头明显小于正常男性大小，龟头敏感性降低。

3. 影响性功能　包皮过长致包皮炎症反复，易导致龟头与包皮粘连，使阴茎勃起受到限制，进而引起性交疼痛，还有可能导致性交功能障碍。

4. 阴茎炎症　在过长的包皮内面，富含大量的皮脂腺，每天会产生脂质。如果包皮过长，会产生有腥臭味的"包皮垢"，导致大量细菌生成，引起龟头炎，细菌继而经由尿道向上感染。如果包茎长期包裹龟头，可引起尿道外口狭窄，排尿困难。久而久之甚至导致龟头癌变。

成人计划做包皮切除手术之前，可尝试先做手工矫正法，看看是否有效，无效再做手术。矫正方法有多种。其中上翻纵向固定法较常用，即每天上翻包皮，将龟头大部分外露，然后用胶布纵向固定包皮，使龟头始终处于半露状态。每天更换1次胶布，2~3个月包皮即自行缩短，大多数患者的龟头可露出。本法对胶布皮肤过敏者慎用。其次是上翻包皮法，即每天最大限度地上翻包皮至冠状沟以上，经常上翻包皮，使包皮口扩大，包皮退缩变短。尤其在青春期后，包皮生长相对慢于龟头，包皮经常随阴茎勃起扩张，加上手工上翻，就会自然退缩变短，显露出龟头。

切除包皮的好处多多：①排尿顺畅：如果包皮过长，包茎开口太小，就容易造成尿流细小，排尿困难，时间延长。

一旦包皮环切,症状就会消失;②提高性生活质量:一般男性性刺激最敏感的地方在龟头,而包皮长时间将龟头包裹住,会降低接受外界刺激的敏感度。切除包皮后,龟头外露,其敏感度增加,性快感也会增强,从而提高性生活质量;③去除包皮垢:包皮切除后,包皮垢自然就无处聚积。

切除包皮手术,不论是传统方法,还是现代的激光方法,看似手术简单,如不慎也会出事。龟头下方中线有一条纵行皮肤皱襞,连接包皮与龟头下方,叫包皮系带,行包皮环切术时,万万不可切断或损伤该系带,否则,术后该处挛缩,使龟头向下弯曲,小便时尿流不能向前,而是向下,常常尿到自己的裤子或鞋面上;勃起时龟头向下弯曲,疼痛难忍,阴茎变形,影响性生活。这些看似小事,但会给患者留下心理阴影和终生遗憾,矫正起来也很麻烦。

切除包皮所带来的好处与坏处每个人都有不同的看法。至于要不要手术还是要听从泌尿外科医生的建议,要针对自身的情况来进行判断。

睾丸的是是非非

在人类文明的漫长历程中，睾丸曾被视为男子气概的图腾——古埃及神话中，奥西里斯被肢解的躯体因睾丸复原而重获生育神力；中世纪欧洲的"阉伶歌手"以失去睾丸为代价换取天籁之音；中医典籍《医宗金鉴》则以"男子前阴两丸"的朴素描述，将其定位为生命力的源泉。这颗不过鸡蛋大小的器官，承载的不仅是生物繁衍的密码，更映射着人类对生命本质的探索与误读。

睾丸的结构

睾丸民间俗称蛋蛋，医学上称男性生殖腺。睾丸位于阴囊内，左右各一，呈椭圆形，表面光滑，血管、神经和淋

睾丸的是是非非

巴管由后缘出入，后上方与附睾相邻。成年人每侧睾丸重10~15 g。一般左侧睾丸比右侧约低1 cm。有些人的睾丸从小就一大一小，一高一低，如果差别不大，均属正常现象。睾丸具有繁殖后代、延续种族和维持第二性征（长胡须、喉结突出、声音低沉、肌肉发达等）的功能。

睾丸表面有一层致密结实的白膜，白膜凸入睾丸内形成睾丸纵隔。从纵隔发出许多结缔组织小隔，将睾丸分成许多睾丸小叶。睾丸小叶内含有盘曲的精曲小管。精曲小管的壁由许许多多原始精细胞组成，婴幼儿时期精细胞生长缓慢，到了青春期快速生长，发育成熟后脱离管壁，进入管腔，成为精子。小管之间有分泌雄性激素的间质细胞，与男性第二性征、生理功能密切相关。精曲小管组合成睾丸网。从睾丸网发出12~15条睾丸输出小管，出睾丸后进入附睾，汇合成1条输精管。这一系列输精管道将精液经尿道排出体外。

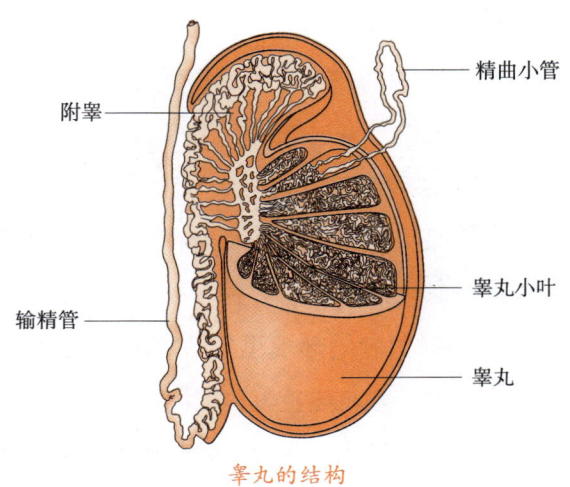

睾丸的结构

睾丸的迁徙之路

很早很早以前，人类的祖先还是冷血动物的时候，睾丸位于靠近心脏下方的腹腔后壁处。随着生物的进化，人类和其他哺乳动物体温升高变为恒温动物。腹腔内的温度高达37℃，这就出现了一个大问题。精子赖以正常发育的温度是35℃，即比腹腔内温度低2℃，这显然会影响精子的正常发育。为了延续种族，繁殖后代，必须保持精子的正常发育和旺盛活力。基于生物进化的内在因素和本能使然，睾丸离开老家开始动身向腹腔下部迁徙，寻找生长发育的最适栖息地。历经亿万年的演化过程，最终在备好的阴囊里安家落户。不知道这一过程是谁设计的，真是不可思议。

10岁以前的睾丸发育缓慢，之后快速发育。进入青春期后，睾丸结构和功能基本成熟，并出现长胡须、说话声音低沉及喉结突出等第二性征。在60岁后睾丸慢慢萎缩，性功能也逐渐减退，多数人的睾丸已失去产生精子的能力，雄性激素分泌减少，但能继续维持第二性征。

阴囊内的温度保持在35℃，能稳定在这个水平的主要结构是阴囊的肉膜，它可以收缩和舒张，提升或下降睾丸，以保证睾丸在一个相对恒定的环境里生活。比如天冷的时候，肉膜收缩，阴囊增厚，阻止热量流失的同时提升睾丸靠近腹腔以便取暖；反之肉膜舒张，阴囊变薄，睾丸下降以散热纳凉。但恐惧、愤怒、性兴奋等刺激时也会使睾丸提升。

阴囊的这些特性对于睾丸制造出合格的精子非常重要，也就是说，人的阴囊就是一个与腹腔分离的囊袋，成为理想的"调温器"。这个温度具有"保鲜作用"，最适宜精子的生长。隐睾使精子失去了赖以产生和生存的环境，不但影响精子的生长发育，还暗藏癌变的可能。

睾丸的下降重现了人类的进化过程，两侧的睾丸一开始都位于同一位置，同一高度，相当于第 2~3 腰椎水平。在睾丸下方与阴囊之间有一个睾丸引带，随着胚胎的发育，睾丸引带不断缩短，向下牵拉睾丸朝阴囊方向下降，胚胎第 3 个月末，睾丸降至髂窝，第 7 个月到达腹股沟管，第 8 个月降至腹股沟管外口，第 9 个月或出生前到达阴囊。两侧睾丸下降的速度并没有保持一致，左侧睾丸较右侧睾丸下降得稍快，在胎儿出生前率先到达阴囊；而右侧睾丸下降的略慢，尽管拼命追赶，直到出生时大多数仍未能抵达终点，仅穿出腹股沟管外口或停留在阴囊上部，甚至位置更高一些。睾丸生存的微环境由睾丸先天发育成熟度、睾丸的位置、生精细胞和间质细胞的数量、曲精小管和输出小管的通畅度、性激素的水平、神经功能及血液供应等共同组成，哪怕这一微环境稍微改变，也会影响到精子产生的数量和质量。

从位置上讲，睾丸在腹腔内最安全，而在阴囊内因保护结构单薄也是挺危险的。有些男士应该有这种体验吧，一不小心蛋蛋撞到什么硬东西上，就会摊上揪心的难言之痛！俩人打斗时，踢中蛋蛋可真是痛得要命，故人们常形容蛋蛋是命根子。实际上首先不会影响生育问题，也要不了命，由于睾丸感觉神经分布密集而敏感，稍有风吹草动就能感觉出来，甚至剧烈疼痛！因为蛋蛋的神经与胃肠道的神经同根同源，蛋蛋遭到撞击会牵涉整个腹部器官的神经，疼痛难忍，甚至恶心呕吐、全身发凉、心跳加快。

睾丸异常

隐睾症 正常情况下，胎儿在发育的后期，睾丸逐渐降入阴囊内或接近阴囊。大约有3%的足月产婴儿和30%的早产婴儿在出生后一年内睾丸仍未降入阴囊，可能停留在腹股沟管、髂窝，甚至腹后壁，这种位置异常称为隐睾。可为单侧，也会出现双侧。有的睾丸可能延迟到2~3岁才下降，如果超过3岁睾丸仍未下降，则以后下降的可能性极小，即使雄性激素产生正常也会造成不育症，这就是隐睾症。一般来说，单侧隐睾症不会影响生育。

一位从事这方面研究的专家观察了上百位3~17岁隐睾症患者，发现这些男孩"体像"（对自己体貌的一种想象）和"性身份"（外表像男性或女性）的混乱有所增加。对做了手术的双侧隐睾症患者进行了研究，认为这些患者在"性别分配""早期性别分型"和"性身份形成"等阶段，并不引起性角色和性身份严重而持久的损害，但成年后性生活比正常人要少得多。

睾丸异位　睾丸从腹股沟管下降时，可能并未降入阴囊内的正常位置，而出现异位睾丸（位于腹壁、会阴等处）。异位睾丸少见，它的临床意义及治疗原则与隐睾症相同。如诊断明确，均需考虑手术治疗，其他治疗方法无效。

无睾　先天性双侧无睾丸的病因是胎儿性别分化时，睾丸被某种毒素所破坏。治疗方法是青春期前开始使用雄性激素，保证阴茎发育从外观上正常，性生活可能正常，但没有生育的可能。此后阴囊内植入假睾丸，以减轻患者"体像"和心理障碍。

多睾　在 1670 年，首次报道有 3 个睾丸的患者，多余的睾丸极少能正常发育，但有发生恶变的可能，因此医生会建议尽早切除多余的睾丸。

阉割历史的演变

最早的阉割故事出现在希腊神话中。混沌的世界最初孕育出了大地之神盖亚。盖亚是众神之母，从她的指尖上诞生了天空之神乌拉诺斯，盖亚和乌拉诺斯结合生下了众神。然而婚后的乌拉诺斯越来越残暴，对盖亚实施家暴。忍无可忍的盖亚求助于儿子，将乌拉诺斯阉割，他的蛋蛋被扔进了大海，后来演化为爱神维纳斯。象征爱与美的维纳斯原来就是乌拉诺斯那对成精的小蛋蛋。

解剖那些事
——人体、解剖刀与羊皮纸

人类的阉割技术源于对牲畜品质的改良。我国早在公元前2000年到公元1500年的农耕社会就有关于阉割牛马羊猪兔等的记载,其他国家或地区也逐步掌握这种技术。阉割又称去势术,切除睾丸,使其失去性欲和繁殖能力,或使有攻击性的动物变得温顺易驯服,便于管理和使役,或提高动物皮毛的质量,或使肉质细嫩味美,并能加速育肥、节约饲料,这是畜牧业发展史上的一大创举和进步。不幸的是,公元前1500年巴比伦人把这种技术移植到人的身上,使阉割后的男人失去性功能和生育能力,其目的也各不相同。惩罚性阉割主要用于奴隶、战俘、罪犯等几类人。也有人自愿阉割,如制造太监、阉伶及宗教信仰的需要。

奴隶和战俘 甲骨文记载,公元前1500—前1400年,商朝的阉割多用于惩罚不听招呼或逃跑的奴隶和战俘。埃及法老自称阉割了6000多名利比亚侵略军战俘。

罪犯 在殷商时代就有对罪犯阉割的先例。战国时期,有人曾劝秦王以仁义治国,被秦王处以宫刑(阉割),罪名是"若用仁义治吾国,是灭亡之道",这说明统治者已经用危害国家的罪名处以宫刑了。西汉司马迁曾得罪皇上而下狱,因拿不出巨额保费,他义无反顾地接受了带来巨大羞辱的宫刑,其后他完成了《史记》编纂这一浩瀚工程,为后人留下了宝贵的文化遗产。东汉王朝将阉割用于处置谋反者的未成年男孩,以使其断子绝孙。

在现代社会,波兰、捷克等是全世界范围内对性犯罪者实施阉割的少数国家，1998—2008年曾对至少96名罪犯实施手术阉割。

太监文化的起源

一般认为，中国的宫刑至少在商朝就已出现，甲骨文已有记载。周朝时将受了宫刑的男子称为"寺人"。"寺"字由"士"与"寸"二字构成。在古代，"士"是男性生殖器的象形字，史书所称"士人"即男人；"寸"像一只手拿着一把小刀，"士""寸"合在一起就是用刀割去男性生殖器的人。

在西周时期，宗法制度逐渐形成，在专制王权与宗法制度的结合下，必然要求君主后代血统的纯正性，血缘关系在政治生活中起到了非常重要的作用，因此确立了太监（宦官）制度。为太监提供的是"公职"岗位。

史书中最早明确记载的宦官名字是春秋时期齐国的竖刁，为了表示对齐桓公的忠心而自宫。其实在先秦和西汉时期的宦官并不都是阉人，从东汉开始宦官才全部由阉人担当，明清时期这一制度进一步完善。穷人家的男孩在经过阉割去势后成为太监，在宫内当差，为皇上和后宫服务，皇上就完全不用担心后宫嫔妃贞操受损了。

阉割方法众多，最常用的是直接用利刃将阴茎和睾丸一并割除。术者将受阉者阴茎、阴囊根部扎紧，一切准备就绪，以迅雷不及掩耳之势将其割下。其后，将鹅翎管插入尿道以防狭窄或闭锁，伤口涂抹金疮药草木香灰，以止血和抗感染。由于感染、出血和疼痛，阉割死亡率很高。据说，早期想圆太监梦的人成活下来的不足三分之一。清朝早期还有"绳系法"与"揉捏法"制造太监。前者是在男童幼小时，用一根麻绳系紧阴囊根部，让其慢慢缺血，数月后睾丸萎缩，失去功能；后者是在男童幼小时，由深谙此道之人每天轻轻揉捏其睾丸，渐渐适应后，再加大手劲力度，直至将睾丸捏碎、萎缩。这两种方法从技术上规避了剧烈疼痛、感染、排尿问题，死亡风险降低。萎缩后的睾丸无法促进阴茎生长，所以阴茎看起来不但小，而且松软、疲沓，不能勃起。揉捏法往往不彻底，会留下后患，故后来的宦官都是采用"尽去其势"之法，将外生殖器全部割除。到了清朝中期，阉割技术已较为成熟，并已经注意到阉割手术后的防风、保暖、静养等护理措施。北京城有两个赫赫有名的阉割世家，主事者都是得到朝廷认可的"专科医生"，七品顶戴花翎。

阉伶文化的兴起

16世纪的欧洲出现了"阉人歌手"，因而兴起一阵制造阉伶风。在当时由于不允许女性参加唱诗班，但又需要男女双声，于是便用阉割的男童代替。一般对7~12岁的男孩进行阉割，制造阉伶。成年后仍能保留童音，音域像女子一样高，同时又能保留男子的肺活量和力量。

早在1558年，梵蒂冈西斯廷大教堂的唱诗班中就有阉伶。18世纪最著名的阉伶是有"小男孩"之称的意大利著名阉人歌唱家法里内利。他的音色纯净，声音优美，宽大洪亮，肺活量大，能连续唱高音一分钟而不换气，让听众如痴如醉，成为那个年代最杰出的阉人歌唱家。法里内利粉丝无数，从平民百姓到国王皇后都对他的天籁之音佩服得五体投地，一有演唱会，罗马城万人空巷。受其影响，许多穷人家的小男孩苦苦哀求阉割自己，以求为自己和家人带来荣华富贵。

阉割与聪明、长寿无关，但对健康的影响是肯定的。2011年，意大利博洛尼亚大学的学者们对1782年死亡的法里内利的骨骼进行了研究，发现其存在不完全的骨融合、骨质疏松。可见，阉割不仅改变了外表和声音，也会给骨骼带来伤害。10年前南方医科大学对我国的一位半截人（第5腰椎以下因车祸截除）的跟踪研究证明，失去雄性激素后骨骼和肌肉的代谢都会不同程度地出现障碍。

睾丸移植能延年益寿？

关于睾丸移植的荒唐事，莫过于美国的斯坦利。斯坦利毕业于库伯医学院，毕业后被加州圣昆丁监狱聘为首席医生。当时的他正沉迷于一项"复兴手术"的研究，这项研究在19世纪流行于美国，主要研究方向是睾丸移植，目的是让白人男性提高性能力，延长寿命。

随着研究时间的延长,库存的"蛋蛋"越来越少。到了1928年,斯坦利的睾丸移植实验陷入困境。办法总比困难多,恰好圣昆丁监狱枪毙了一名叫凯利的杀人犯,夜半三更,斯坦利手提手术箱小心翼翼地潜入停尸房,熟练地切开死刑犯的阴囊,取出睾丸,装进有生理盐水的瓶子里,整理好死者,提着箱子悄无声息地离开了。直到凯利下葬前,家属在整理遗体时,突然发现死者的蛋蛋不翼而飞,于是立马报警。经过警方调查,"偷蛋者"竟是监狱医生斯坦利,目的是做实验。是可忍,孰不可忍。家属将其告上法庭,可能是这期间有人做手脚把事摆平,最后不了了之。

通过此事,斯坦利醒悟,靠偷蛋蛋发财不是长法,否则早晚要进监狱。既然不能偷死人的蛋蛋,那活人的呢?很快,斯坦利将目光投向了监狱里的黑人男性犯人,年轻又有活力。于是一场精心策划的大骗局上场了。斯坦利发现,这些犯人大多数是基督教徒,由于自己犯罪,已经被主抛弃了。斯坦利掐准了这一脆弱内心,开始精准地拿捏他们了。他给犯人看病时,语重心长地说,你们已被主抛弃了,罪恶的种子会传给后代,我可以帮你们切去蛋蛋,就可获得救赎。反复洗脑后,真有犯人同意交出蛋蛋了。斯坦利在短时间里获得不少年轻犯人的蛋蛋。据统计,截止到1940年,圣昆丁监狱有数百名黑人罪犯捐出了蛋蛋。斯坦利认为是做了一件善事。睾丸移植后,都会出现严重的免疫排异反应。在医学尚不发达的年代,出现这种情况不足为奇,即使在今天,免疫排异反应也是一个不可忽视的大问题，但斯坦利不以为然。

早在20世纪初期，美国热衷于山羊睾丸移植的大有人在。其中最出名的是布林克利，因山羊睾丸移植而名声大噪。他声称自创的山羊睾丸移植手术能够帮助老年男性重振雄风，让分崩离析的家庭破镜重圆。

1918年，有军医背景的布林克利开了一间诊所。有一天，一位名叫比尔的人来到布林克利的诊所看"不举之症"，主诉婚后多年没有生育。布林克利打趣道："也许植入山羊睾丸就能解决你的问题。"在几百美元补偿的诱惑下，比尔同意了。布林克利先在比尔阴囊两侧各切开一个小口，将活山羊的睾丸摘下塞进去，然后缝合。比尔术后宣称自己拥有了"惊人的性能力"，并生下一儿子。消息传开后，很多人奔着移植手术而来，布林克利每周都要做40台手术，没想到这么受欢迎！他旋即把手术定价为750美元。为了迎合患者，布林克利甚至把那些从养殖场运来的山羊，关在诊所后面的围栏里，供患者挑选。

1923年，是布林克利事业最辉煌的时期，他应邀前往中国为几位名人做山羊睾丸移植手术。据记载，他在上海和北京共为5人做过手术，当年的《医事月刊》详细报道了睾丸移植术：医生取羊睾丸植入人体，使人返老还童重获生机，移植者无一不容光焕发、精神矍铄。布林克利在上海、北京向患者开价万元，匆匆做完手术后未经观察便乘飞机扬长而去。最后这5人均因术后排异反应和感染而死亡。

之后的数月里,不断有新闻曝出接受睾丸移植的患者因下体感染而死亡。随着手术致死率直线飙升,睾丸移植术的安全性引起了美国医学界的重新审视。把动物的器官移植给人不但有悖伦理道德,况且出了那么多条人命!1930年,布林克利被堪萨斯州医学委员会吊销了行医执照。一时之间,布林克利成了众矢之的。1939年布林克利被众多患者告到法庭,1941年1月正式宣告诊所破产,最终他以非法行医罪、欺诈罪被判处300万美元罚款,并接受后续判罚。次年5月26日,布林克利死于中风。临死前,他声泪俱下道:如果这个世上真的有天堂,我也只能下地狱了。

无独有偶。在美国的布林克利红红火火地开展山羊睾丸移植的同时,犹太人沃洛诺夫声称自己掌握了长生不老的秘诀,只要能够移植黑猩猩的睾丸,就能够长生不老。此消息传出后,法国先后有500余人要求睾丸移植。沃洛诺夫18岁时来到法国学医,拜著名科学家卡雷尔为师。学成后到了埃及,成功应聘为国王的御医。他在王宫中发现一个奇怪的现象,那就是太监们都衰老得很快。沃洛诺夫坚信,睾丸就是赋予男人精力和减缓衰老的关键所在。

从此,他开始踏着前人的足迹,想从中找出一些能够给他更多启发的东西。沃洛诺夫用狗、山羊以及黑猩猩等动物进行实验,他将幼年动物的睾丸切下来移植到年老的动物身上。实验最初似乎有点效果,沃洛诺夫认为实验已经成功,可以用到人的身上了。于是,在1920年,沃洛诺夫将黑猩猩睾丸移植到一位患者的阴囊内。也不知道是巧合，还是恰好此人和黑猩猩睾丸免疫契合，手术获得了成功。据患者后来说，移植之后，他的体力和记忆力都有了很大的提高。此消息一经传开，前来找他移植睾丸的有500余人。这些人很大一部分都是富豪，都想长命百岁，再现雄风。除了睾丸移植手术外，还有很多富婆前来要求沃洛诺夫移植卵巢，想达到像男人们获得的那种奇效。沃洛诺夫认为，内分泌腺在衰老过程中起着至关重要的作用，而且睾丸是关键的内分泌腺，但内分泌学专家认为他的理论是错误的，关于移植的方法和断言，也很快被伦敦皇家学会驳回。当时还有人认为，沃洛诺夫把黑猩猩睾丸移植到人类身上，导致或助推了艾滋病的流行。不过，2012年10月，《异种移植》杂志发表《沃洛诺夫和病毒粒子：20世纪20年代的睾丸异种移植和艾滋病》一文，澄清上述不实说法。

现代同种异体睾丸移植

同种睾丸移植分为自体睾丸移植术和同种异体睾丸移植术，前者是指难以用手术整复的腹腔型隐睾，睾丸质量尚可时，将其从异位处切下，吻合血管和输精管，移植到阴囊中。1976年，Silber等首次报道男性自体睾丸移植术治疗腹腔型隐睾获得成功。腹腔隐睾采用自体睾丸移植术治疗有助于睾丸生长发育，且位于阴囊内，可改善患者的心理状态。双侧隐睾患者在20岁后行自体睾丸移植术，移植睾丸活力正常，有的获得了生育能力。同种异体睾丸移植是指先天性无睾症、双侧小睾丸或双侧睾丸损伤萎缩的患者，采用志愿者的睾丸进行移植，以使患者解除精神创伤，增强生活信心，维持第二性征和正常性生活。

据报道，一名美国老兵接受了包含阴茎、阴囊及部分腹壁在内的下体移植手术，恢复得不错。这个消息一经传出，便引发了众多关注。毕竟关于器官移植的报道人们见过挺多，但同种异体移植阴茎、阴囊却鲜有耳闻。出于好奇，大家不禁对这名病人今后的性生活产生各种想象。其中议论最多的是，以后有了孩子算谁的？

为美国老兵做移植手术的霍普金斯医院整形外科教授库尼说，该移植手术不包括睾丸，是早就决定好了的，因为移植过来的睾丸能产生捐赠者的精子，也就是说日后将可能生育捐赠者的后代。如果没有已故捐赠者的同意，就构成了伦理问题。伯曼生物伦理学研究所的主任卡恩说，睾丸的捐赠者不仅是器官的捐赠者，还是精子的捐赠者。这实际上是一种未经同意的精子捐赠——这是不应该发生的。

西弗吉尼亚大学法学副教授布莱克说，美国生殖医学学会对此有明确的规定，除非得到他们的同意，否则不允许从尸体上取走生殖材料。如果捐献者在活着的时候没有写过书面许可，只有捐献者的配偶或伴侣有资格在其死后获得精子或卵子。

一般来说，失去睾丸而不做同种异体移植的少年需要一些补救措施，按时服用雄性激素，以使其出现男性第二性征，如长胡须、声音低沉等。但如果移植了他人的睾丸，理论上则不需要额外补充雄性激素就能维持第二性征，维持正常的性生活，但涉及生育的问题就要十分谨慎了。

1978年起，同种异体睾丸移植用于临床研究，第一例供睾者为双胞胎哥哥，受者为无睾症弟弟，2年后受者的妻子生育一健康男孩。

睾丸移植的供体如来自父亲、兄弟，这将对传统血缘关系产生严重影响。如来自亲属之外的人，以后的麻烦事可能更多。而且也必须考虑到妻子和子女的知情权。如果供体为尸体，接受移植手术的人所育子女应是死者的子女——人在死后仍有自己的后代，这是与常理相悖的。死者家属有可能把亲子鉴定当作争取孩子抚养权的有力依据。

同种异体睾丸移植涉及诸多无法解决的伦理和法律问题。要切记，同种异体睾丸移植，从法律和伦理上讲，生的孩子不是你的！

睾丸真是个倒霉蛋

盖伦主张疝气采用手术治疗，但术中要切除患者的睾丸，结扎疝囊和精索。这不仅会影响生育能力，且在缺少有效麻醉的条件下，患者十分痛苦。但这种手术在中世纪被奉为权威和经典，可见人们为了治疝气愿意付出巨大代价。睾丸真是个倒霉蛋！13世纪初期，一位叫威廉的意大利医生挑战盖伦的思想，开始积极推行保留睾丸的疝气手术。

正本清源

历经几千年的演变，阉割术终于走上了治病救人的轨道，成为睾丸疾病有效的治疗技术。睾丸的疾病并不少见，如睾丸炎、结核、外伤、肿瘤。但基于国人传统文化隐晦的性观念和偏内敛的民族气质，此类患者羞于启齿、不愿诉说和及时就诊，严重影响身心健康。如早期睾丸有无痛性肿块，进一步出现睾丸肿胀、变硬，随着肿瘤逐渐增大，质地坚硬而沉重，出现下腹坠胀不适，或左右睾丸大小不对称，要及时就医，如为睾丸癌应及早手术切除。睾丸癌多发于15~39岁。隐睾症患者睾丸癌发生率较正常人群高20~40倍。即便通过手术使睾丸下降，其发生恶变的概率仍为正常人的10倍以上，这可能是先天因素，人工干预无济于事。

睾丸切除有两种方式，一种是单纯性睾丸切除，一种是根治性睾丸切除。单纯性睾丸切除适合前列腺癌的手术去势和其他因为良性疾病比如结核、睾丸损伤而进行的睾丸切除，一般取阴囊切口进入，将睾丸的血管和输精管分别结扎，就可以取出睾丸。根治性睾丸切除适合睾丸肿瘤的手术，一般取腹股沟切口，在内环口处离断精索，将睾丸连同精索一同取出。需要说明的是，年轻人单侧睾丸切除还会有生育能力。如果由于先天性睾丸不发育、后天外伤、睾丸肿瘤切除等原因导致没有睾丸，失去第二性征的患者心理会蒙上一层难以驱散的阴影，应及时就医。如为儿童，应及早进行激素干预，使阴茎正常发育，维持第二性征。

用现代外科的麻醉、消毒、止血和解剖技术，使"现代阉割术"更加人道和安全。

解剖那些事
——人体、解剖刀与羊皮纸

囟门：宝宝发育的风向标

刚出生的小宝宝头顶靠前方摸上去有一块特别柔软的地方，稍微有点凹陷，随心跳还能搏动，充满神秘感，这就是"囟"。囟是大自然赐予宝宝的一款神奇设计，不仅使他们顺利来到这个世界，其变化见证了生命最初的成长旅程，同时也是观察发育正常与否的一扇窗口。

头顶前部的囟为前囟，相对应后部的囟叫后囟。前囟未闭合时称囟门，闭合后称囟骨。《医宗金鉴·正骨心法要旨》中写道："婴儿顶骨未合，软而跳动之处，名曰囟门。"

甲骨文

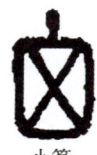
小篆

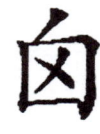
楷书

"囟"字的演变

囟门：宝宝发育的风向标

人类对囟的认识的进化史

甲骨文中的囟字为象形字，说明 3000 年前的古人们对囟的位置和形态已有感性认识。18 世纪初，法国一位解剖学家在研究婴儿发育时，发现新生儿的头骨缝隙好像比婴幼儿的宽。他最初认为这是疾病导致的异常，进一步研究表明，这是新生儿头骨的正常生理现象。这个发现改变了人们对颅骨发育的理解，也为儿科检查增加了新的项目。

在对囟的认识过程中，几位杰出的解剖学家和临床专家作出了重要贡献。希波克拉底是最早注意到新生儿头骨之间软组织间隙的人，虽然他没有明确使用"囟"这一术语，但他的记录为后来的研究奠定了基础。托马斯·威利斯是英国解剖学家和神经学家，详细描述了新生儿囟在成长过程中会逐渐闭合，他提出，囟的存在可能是为了适应新生儿大脑快速增长的需要。威廉·亨特是英国解剖学家和产科医生，他发现囟的作用是使新生儿头部更容易通过产道；他还指出，囟过早闭合可能会导致发育问题，这一发现对颅缝早闭症的认识具有重要意义。彼得·卡姆佩尔是荷兰解剖学家和人类学家，他详细描述了婴儿颅骨的发育过程，指出囟的大小和闭合过程对于头部发育具有重要意义。玛丽·布罗姆是法国妇产科医生和解剖学家，她注意到囟在新生儿头部通过产道时的变化，从而推动了新生儿头部解剖学在产科中的应用。

20世纪，囟的检查逐渐成为新生儿体检不可或缺的常规评估项目，医生们在临床上通过触诊和观察囟的大小、形状、闭合程度、隆起或凹陷，能够初步评估婴儿的健康状况。

为什么新生儿颅骨需要囟？

你可能会好奇，为什么颅骨需要这块柔软的"窗口"？解剖学家和临床医生通过长期观察，提出囟的存在其实有两个非常重要的功能：①利于分娩：在分娩过程中，宝宝的头部要通过产道，而产道的空间并不宽敞。囟的存在使得宝宝的头骨通过囟相互间部分重叠，通过颅骨有限的变形，使头部变细拉长，这对于保证胎儿头部更容易通过产道的弯曲非常重要。这就是为什么宝宝刚生下来，头型看起来长长尖尖的，但过几天后会逐渐恢复正常形状；②为大脑快速发育留足空间：宝宝的大脑在出生后发育非常快，囟提供的这个"缓冲区"，确保大脑能够在早期有足够的空间快速发育。如果头骨在出生时就完全闭合，宝宝快速发育的大脑就没有足够的容纳空间了。人类在进化过程中，不知是什么因素使其考虑得如此周到。

囟的成长

人的脑颅骨由颞骨、顶骨、额骨、筛骨、蝶骨和枕骨组成。这些骨的早期雏形都是纤维膜，出生前大部分已骨化（钙化），其中顶骨中部和额骨中部（此时额骨为两块，囟闭合后融合为一块）的纤维膜在出生前已骨化，周围没骨化的纤维膜就是囟。囟共有6个，其中最大的是两顶骨与额骨之间的前囟，呈菱形；两顶骨与枕骨之间的后囟，呈三角形。另4个位于侧面的囟较小，形状不规则，分别有蝶骨、顶骨、颞骨和额骨之间的蝶囟，颞骨、枕骨和顶骨之间的乳突囟，出生后很快骨化。

在新生儿出生后6个月，前囟的直径为3~6 cm；面积约9 cm^2，10个月时约2 cm^2，16个月时为1 cm^2，18个月左右愈合。后囟较小，出生时后囟直径不超过1.5 cm^2，一般在出生后3~6个月闭合。

囟的闭合过程是宝宝逐步发育的标志，闭合时间因人而异。如前囟在出生后12个月闭合，称为囟门早闭，主要见于小头畸形或单纯的脑发育不良。如果出现囟门早闭，必须要注意测量宝宝的头围大小。正常宝宝出生时头围33~34 cm，6个月是42 cm，1岁时不小于47 cm，2岁时达48 cm。如果头围低于正常值，可能有脑发育不良的嫌疑。如果过了18个月，前囟仍未闭合，称为囟门迟闭。前囟关闭延迟常提示宝宝骨骼发育及钙化障碍。极少数婴儿因为胚胎时母体感染或因其他疾病使大脑发育不良,头颅较小。

1岁左右的新生儿前囟尚未闭合,紧贴前囟深面正中有前后方向走行的上矢状窦(颅内的一种硬膜静脉,位于两大脑半球上缘之间),在紧急静脉给药时,如其他静脉穿刺困难,可选择上矢状窦穿刺,安全且成功率高。

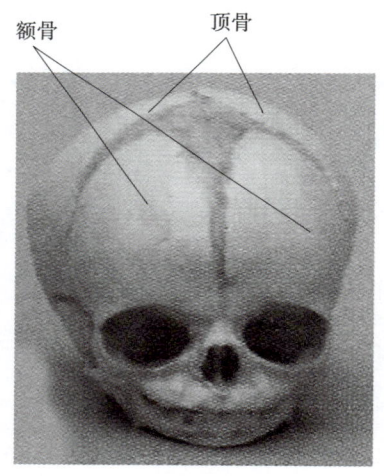

32周胎儿的前囟

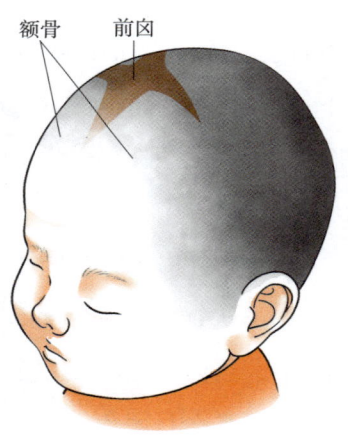

5个月婴儿的前囟

抚摸囟门识异常

前囟的表面是头皮、囟纤维膜,深面是脑膜、脑脊液和大脑。将手指轻轻放在前囟上,可以摸到跳动。那是脑脊液随着心脏跳动、血压变化而受到的波及,与脉搏一致。正常情况下，婴儿站立或坐位时，前囟略微凹陷，而平躺时稍微鼓出。此外，宝宝在哭闹、咳嗽、用力排便时，因全身用力导致颅内压增高，使得前囟凸出，过后即可恢复正常状态。

前囟是反映宝宝身体健康的重要窗口。在宝宝1岁之内，通过观察这个窗口，能及早发现多种疾病，从而及时得到治疗。因此，宝妈应对宝宝的囟门正常发育过程以及容易出现的异常现象多一些了解。

前囟隆起 前囟正常为平坦或稍凹陷，如果在短时间内鼓起明显，尤其是在宝宝哭闹时，用手摸上去有紧绷的感觉，同时伴有发烧、呕吐，甚至出现抽风，说明颅内压增高。通常是由于颅内感染所引起，如脑膜炎、脑炎等。如果宝宝的前囟逐渐变得饱满，可能是颅内长了肿瘤，或是硬膜下有积液、积血等，要及时就诊、减压。

前囟凹陷 前囟明显凹陷提示存在严重脱水或营养不良。如宝宝腹泻后没有及时补充水分，或者是为了降低颅内压使用了大量脱水剂，引起水分丢失、血容量减少使前囟凹陷，要及时补充水分，否则，因婴儿自然调节能力差，耐受力不足，可能发生循环衰竭。重度营养不良的极度消瘦婴儿也会出现前囟凹陷。

前囟过大 指宝宝出生后前囟直径超过4~5 cm。可能是宝宝存在先天性脑积水，或先天性佝偻病所致。先天性脑积水的宝宝在出生时，经过产道头颅受挤，因此在刚出生时囟并不大。但在出生几天后，前囟通常就会逐渐增大。

先天性佝偻病的宝宝出生后，前、后囟均增大，两顶骨之间的骨缝（矢状缝）也较宽，将前、后囟连通，这可能与婴儿时期生长较快，骨骼发育需要大量维生素D和钙有关。甲状腺功能低下所致的呆小症患儿，前囟也会迟迟不闭，同时伴有眉毛少而淡，鼻梁塌陷，两眼距离宽，智力迟钝等。囟门在出生后18个月仍迟迟不闭合，出现"方颅"畸形，颅骨摸起来像乒乓球壳，有弹性，称为颅骨软化症。

前囟过小　　是指前囟仅有手指肚大，出生时头围就小，出生后5~6个月前囟即提前闭合，很可能是小头畸形，表现为头小而尖，前额狭窄，鼻梁塌陷，下颌小而后缩，枕部突出，前囟小或摸不到。矢状缝早闭，会使头变窄，头呈舟状畸形。

处女膜之殇

在古希腊神话中有一个婚礼的故事。婚礼的主持是男神 Hymen（海门或许门）。天下的每个婚礼都必须由他主持，婚姻才能天长地久、幸福美满，所以参加结婚典礼的人们都要高喊 Hymen，Hymen，Hymen……以感恩 Hymen，保佑婚姻。因为 hymen 是婚姻的守护神，西方人认为处女膜为阴道的守护者，与 Hymen 的作用相同，古希腊有位解剖学家灵机一动，就将处女膜称为 hymen 吧！

处女膜的形成

处女膜为女性胚胎发育过程中留下的遗迹。意大利著名解剖学家法洛皮奥是女性生殖器官解剖的权威，最早指出处女存在处女膜,否定性交时阴茎经处女膜进入子宫的说法。因为在这之前欧洲人认为阴道是子宫颈,即子宫的一部分。法洛皮奥认为这种命名,从形态、结构和功能上讲都不妥,故将阴道与子宫分离出来,各自成为一个独立器官,这样性交时阴茎进入的只是阴道,而不是子宫。这种划分和描述被妇产科医生和解剖学界所接受,一直沿用下来。他还命名并详细描述了子宫、输卵管、阴道、阴蒂和胎盘的形态及相互之间的关系。

在胚胎早期,阴道形成后,阴道口的下端有一层薄膜封闭,这层薄膜即处女膜。随着胚胎发育,处女膜的中间逐渐消融,出现"处女膜孔",使阴道与外界相通。如处女膜过厚或中途停止消融,出生后则没有处女膜孔,医学上称为处女膜闭锁(民间所称的"石女"就是指处女膜闭锁或伴有阴道闭锁的人)。

处女膜只存在于人类,其他哺乳动物都没有。撇开一些动物界的远亲不谈,科学家在人类的近亲黑猩猩身上,也没有找到任何类似人类处女膜的构造或痕迹。这件事真是匪夷所思。从实用主义的角度来看,处女膜对人类好像没有什么有效的保护作用,还不如阑尾或者扁桃体那样,能够起到一点淋巴组织的防御功能。甚至有些研究者觉得,处女膜可以说是个天生缺陷,不仅对人没啥好处,相反,它可能对人类繁衍生殖有抑制作用。为什么人类会有处女膜?有人认为,我们的祖先曾经在地面上活动比较多,处女膜在女性到达生育年龄之前保护了阴道免受外界异物的伤害。那有的哺乳动物终生都在地面上活动，为什么没有处女膜保护呢？可能另有我们还不知道的进化方面的原因。

青春期的处女膜厚约 2 mm，直径约 15 mm，内外两面均是黏膜，呈粉红色，表面湿润，其间含有结缔组织、微血管和神经末梢。其形态因人而异，可分为圆形、半月形、椭圆形或锯齿形。处女膜孔的形状分为轮状、环状、月牙状或筛状等。处女膜孔多偏于一侧，大小不一；有的有两个或多个小孔。在阿拉伯世界，月牙形的处女膜孔被视为最珍贵，仅万分之一，称为万里挑一，该女子也就是最高贵的人。其实，形状各异的处女膜孔，其存在的价值并没有任何差异，高贵与否更无从谈起。处女膜的形态、大小可随着年龄改变。有些人一出生就没有处女膜，有些人在进入性成熟期且多胎分娩后，处女膜仅剩下痕迹或基本消失，这些也与个体体质或职业有关。

女性性成熟后，每月一次的经血通过这个小孔流出体外。如为处女膜闭锁，并非一生下来就能引起人们的注意。这种人到了月经年龄而不来月经，但却有每月一次的肚子疼，并且疼痛一次比一次加重。这是因为经血不能排出而积存于阴道内，积血过多还可通过子宫、输卵管进入腹腔；也可能输卵管伞部附近的腹膜受月经血刺激发生水肿、粘连，使伞部闭锁，形成阴道—子宫—输卵管积血。只要诊断清楚，治疗方法非常简单，皮肤麻醉后，切开处女膜，放出积血，彻底冲洗，问题也就迎刃而解了，不会影响性生活和生育。

很多运动，特别是剧烈运动可能会造成处女膜撕裂，如参加跳高、骑马、体操、武术、骑自行车等体育运动或骑跨伤时（会阴部撞击到比较坚硬的物体上）。女性在首次发生性行为时处女膜有可能破裂出血、疼痛或不适。破裂后的处女膜边缘形成瘢痕，称处女膜痕，形状各异。

正确认识处女膜破裂

中外历史上的所谓"验贞""验红"来验证是否有失贞操都是没有道理的。特别在一些电影或小说中，常以床单上留有许多血为女子未失贞操的印记，这给人们的印象无非是处女在第一次性生活时处女膜破裂会大量出血。从解剖学角度说，可能出血，也可能不出血。从社会学角度看，这是一种传统的世俗偏见，但可能会使一些女士产生较大的心理阴影。

有些未婚的年轻女性考虑到处女膜破裂与否涉及伦理问题，可能会忧心忡忡。为了迎合这种心理需求，20世纪90年代以来，全球各地有很多整形医院提供处女膜修复术，即通过显微外科技术，将破裂的处女膜缝合起来，生意兴隆，财源滚滚。在英国，经检查如果你有完整的处女膜，会给你出具一份医学报告予以确认；如果没有，你可以接受5400英镑（约45000人民币）的处女膜修复手术，修复完成后，同样会给你出具一份处女膜完整的医学报告。这纯粹是自欺欺人，掩耳盗铃。瑞典、英国现已禁止处女膜修复手术。

处女膜的纠结

谈到处女膜，一些人或意趣盎然，或羞羞答答，或难以启齿，或忌讳莫深。处女膜被不少女性视为珍贵的东西，甚至以命相许，自古有之。即便到了21世纪，在一些国家，还是有很多人坚信所谓处女膜象征着贞洁，认为女人结婚前要守身如玉，而处女膜就是检验其贞洁的重要方式。在一些国家或地区，处女膜测量、松弛度检测及新婚之夜"带血的床单"都是这种思想的产物。尽管没有科学数据，但全球数以百万计的人相信，女生第一次发生性关系时会出血。因为害怕新婚之夜可能无法流血，这让很多保守地区的女性感到焦虑和恐惧，甚至派生出造假专业户，给新婚之夜的新娘阴道内放置动物血棉球，以渡过决定命运的新婚之夜。

为了避免对一些迷信处女膜的人造成太多伤害，2009年，瑞典性教育协会决定将处女膜改称为"阴道冠（vaginal corona）"，意为阴道的帽子，既避开了处女膜称谓，又文雅好听。10多年过去了，性教育协会问卷调查显示，大多数医护人员都会在医院、诊所或教学中使用"阴道冠"这个名词，大众也逐渐接受了这一名称，对于处女膜的纠结有所缓解。

处女膜破裂后，阴道失去部分屏障。阴道并不是一个

"世外桃源"，正常情况下阴道内生存有50多种微生物，这些微生物各显神通，钩心斗角，相互之间一刻不停地打斗，好在阴道内有一位"观音判官"，即乳酸杆菌，它有两个绝招：一是分泌氧化氢和生产乳酸以调节酸碱度，以此维持着"江湖"平衡，如有不安分的想挑起事端，"观音判官"会将其处死，各种微生物时刻都受到"观音判官"的制约，同时也防止外界细菌侵入。各种微生物，包括乳酸杆菌都受到雌激素的制约，以保证阴道的健康以及臀部脂肪堆积、皮肤光滑细嫩。一旦雌激素减少，乳酸杆菌会减少，一些微生物就伺机而动，可能出现阴道炎。生育期阴道卫生至关重要，平衡好各方利益，以免外部势力入侵。

从进化论的角度上看，处女膜似乎是一个多余的器官，为什么还要让它存在呢？处女膜的作用是什么？众说纷纭，有人提出保护学说和性选择学说，似乎都不尽人意，只能留给进化论学者们进一步探讨。

我国著名妇产科泰斗郎景和院士是这样描述处女膜的，看后你会豁然开朗，不再纠结：

处女膜是人类进化过程中的遗迹，或厚或薄；血管和神经或多或少；处女膜孔或大或小，或多或少；处女膜破裂后出血或疼痛与否，都会因个体差异而不同。说到底，处女膜形状及其完整与否，终究是个解剖学问题。

跷二郎腿的利与弊

所谓跷二郎腿,就是坐着的时候,把一条大腿搁在另一条大腿上的姿势。传说二郎是秦国蜀郡太守、著名的水利专家李冰的二公子,也就是李二郎,父子二人共同主持修筑了造福万民的都江堰宏大水利工程。大禹为了治水,尽力沟洫,落下右腿残疾,造成跛行,称为"禹步"。坐下时右腿需放在左腿上,以减轻疼痛。李二郎崇拜大禹,便模仿禹步。后来把二王庙里的李二郎像雕塑成坐姿,右腿架搁在左腿上,跷着脚,似在模仿大禹,后人称为"二郎腿"。

其实,古今中外,男女老少,都有这种坐姿的习惯,肯定不是李二郎发明的。这是一种休闲方式,也是一种时尚。在日常生活中,有些人跷二郎腿感觉比较舒服,姿势优雅,潇洒有范;有人感觉能心情放松,舒坦安逸,思维更加活跃。

实际上，人们坐下时感觉轻松或疲劳，取决于重心的高低和支撑面积的大小。当你坐在椅子上时，跷二郎腿可使重心下移，支撑面积增大，使人坐得更稳，全身放松，并暂时缓解足底肌肉的压力。我们都有体会，支撑面越大，重心越低，越舒服。

但经常跷二郎腿对人体的危害也是显而易见的。长时间跷二郎腿最大的危害就是影响下肢静脉的回流。在跷二郎腿的过程中会导致腘窝内的腘静脉受到膝盖的挤压，造成静脉回流异常，影响血液循环，时间长了，导致血栓形成的概率增加。如果本身已经有下肢深静脉血栓，还容易导致栓子脱落。脱落后的栓子会随着血液循环最终到达肺部形成肺栓塞，严重的肺栓塞可导致死亡。如有糖尿病或高血压的患者，会使病情加重。在腘窝压迫小隐静脉还会导致小隐静脉曲张。

人站立位时，会给腰椎间盘造成1.5倍于体重的压力；正坐位时，会给腰椎间盘造成3倍于体重的压力；弓坐位时，则给腰椎间盘造成4倍于体重的压力。人们跷二郎腿时，椎间盘的压力和重心往往偏向一边，左右侧不能保持平衡，经常长时间跷二郎腿会导致整个人体力学与力线结构发生改变，脊柱处于非正常生理状态，造成一侧肌肉处在被动拉长的状态，使脊柱受力不均匀而侧弯，出现腰背疼痛；腰部力量下降，腰椎退行性病变、腰椎变形或腰椎间盘突出。由于跷二郎腿时骨盆两侧受力不均匀，一高一低，此时的骨盆会带动椎骨旋转，加重脊柱变形。久而久之，出现骨盆倾斜、高低肩、长短腿。跷二郎腿可能会压迫膝关节后外侧的腓总神经，引起小腿前外侧以及足背麻木，严重者可出现肌肉瘫痪、足下垂、行走困难。

跷二郎腿使膝关节受力不均匀。随着年龄增长，可能发生骨关节退行性变，髌骨与股骨之间的压力增大，会出现膝关节炎或进一步加重关节退行性变。由于一侧髋关节长时间过度内收内旋，特别是做过髋关节置换手术的患者，有可能

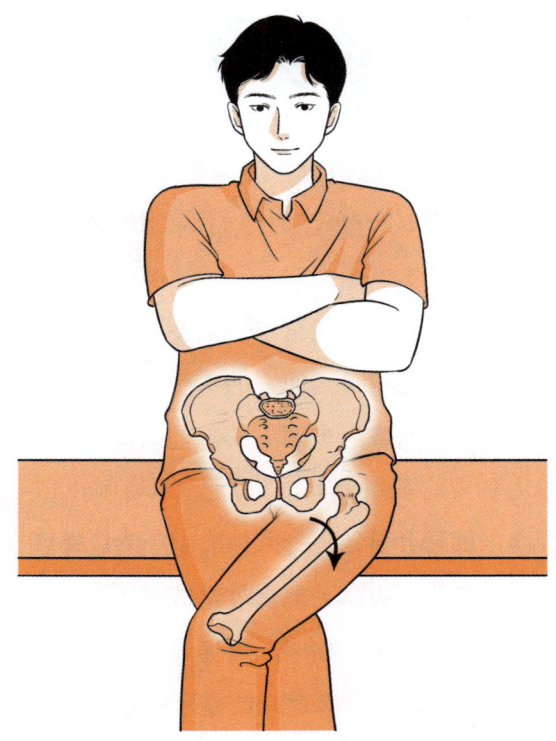

跷二郎腿使髋关节长时间过度内收内旋，影响髋关节功能

导致髋关节脱位。在女性也会因髋关节长时间不旋转，把整个身体重心转移，本来圆润的臀部变得扁平。女性跷二郎腿更容易引起阴道炎等妇科疾病，为此，美国妇女协会还专门发起一项要求妇女"停止跷二郎腿一天"的运动。

跷二郎腿也存在一些安全隐患，特别是坐公交车时跷二郎腿，如果遇到急刹车，交叉的两腿来不及放平，容易导致髋关节或膝关节脱位或扭伤。

跷二郎腿在欧美国家是再平常不过的坐姿了。地铁上不那么拥挤的话，大概有一半人会跷二郎腿。由于欧美人的体型，正襟危坐并不舒服，所以跷二郎腿和叉开腿坐两种姿势很普遍，即使在非常重要的场合，美国总统或其他政要也跷二郎腿。一般情况下，只要不影响其他人，基本没有不能跷二郎腿的场合，但他们认为同时抖腿是一种不礼貌的行为。

乘坐地铁，车厢内空间有限，人多，在座位上最好不要跷二郎腿，以免鞋底剐蹭到他人的裤腿，也挤占了其他乘客的站立空间，或在拥挤的车厢内影响他人通行，看起来也不太雅观。

不能跷二郎腿也不是一件好事。因经常臀肌注射抗生素可造成臀肌挛缩，或髋关节病变造成的关节强直、股骨头坏死等都不能跷二郎腿。临床上可通过跷二郎腿的实验方法（大腿交叉实验）和影像检查判断是否有这方面的疾病，以保证及时治疗。

跷二郎腿的利与弊

人们的日常生活多姿多彩，劳作一天，坐下时需要不断地变换坐姿来改善肌肉的张力和调整关节的状态，消除疲劳，也会感到更舒服。无论是坐着、站着或躺着，包括跷二郎腿，喝茶聊天，谈古论今，这些都是休闲方式，也是一种时尚，有利于身心健康，但一种姿势不要持久，特别是老年人。

解剖那些事
——人体、解剖刀与羊皮纸

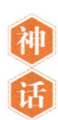

灵蛇绕杖

世界卫生组织（WHO）的会徽是由一条灵蛇盘绕着手杖的图案组成，又称灵蛇绕杖（简称"蛇杖"）图案，作为WHO的会徽，也出现在与WHO有关的医院、医学院校和医学杂志等的标志上。

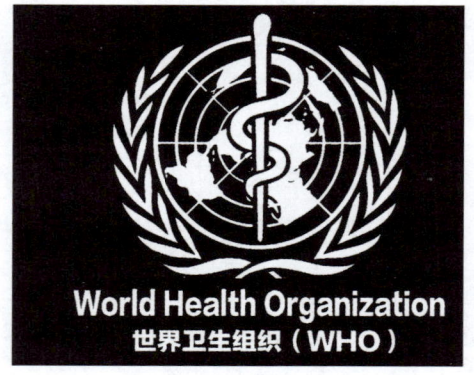

WHO 会徽

灵蛇绕杖

　　蛇会定期蜕皮,象征着新生和健康,还有神秘的自救互救能力。数千年来,医学界将灵蛇绕杖作为标志,以此象征神奇的医术和高尚的医德。直至今天,人们只要看到这个蛇杖图案,马上就会联想到医生。蛇杖源于古希腊医神埃斯科拉庇俄斯(Asklepios)的传奇故事,他携带的这根缠绕着灵蛇的手杖,在超脱尘俗的意象之后成为现代医学的象征。

　　传说,太阳神阿波罗是众神之王宙斯与泰坦神勒托的儿子,是古希腊神话中光明、音乐、预言与医药之神,具有崇高的神力,受到希腊和罗马人的崇拜。传说有一天,阿波罗在山林游玩的时候,偶然撞见了正在湖中洗浴的塞萨利公主科洛尼斯。凡间少女科洛尼斯有着天使般的美丽容颜和苗条的身躯,阿波罗痴痴地看着她的靓丽胴体,刹那间便爱上了她。科洛尼斯发现有人在偷窥自己洗澡,羞涩地拿起衣服遮住了自己的身体,就在她要开口斥责的一瞬间,看见了阿波罗年轻英俊的脸庞和充满青春活力的高大身躯,话到嘴边却一个字也说不出来,反倒是一抹红晕飞上了脸颊。就这样,阿波罗与科洛尼斯在生机勃勃的山水草木间深深地相爱了,两个人倾情相拥,缠绵不息,互相聆听彼此心灵的声音。这一场偶然的相遇,这一段短暂的时光,不经意间有了意想不到的收获。很快,他俩的爱情就有了结晶。然而就在这时,科洛尼斯的父亲为自己的女儿选好了郎君,一个名叫伊斯库斯的小伙子,他是科洛尼斯的表哥。父亲在家里有着无上的权威,面对父亲的安排,科洛尼斯无法成为自己生命的主人。

虽然她心中爱的是阿波罗，肚子里也已有了他的骨肉，可在现实面前也只得屈从于父亲的安排。

在父亲的一手操办下，科洛尼斯怀着身孕无奈地嫁给了自己的表哥。阿波罗的信差白羽乌鸦得知此事后，立即告诉阿波罗，说科洛尼斯背叛了他，不知羞耻地红杏出墙，嫁给了一个勾引她的名叫伊斯库斯的男人。白羽乌鸦的胡言乱语，惹得阿波罗大发雷霆，突如其来的情路坎坷，使他立即失去了理智。他是个神射手，马上手执弓箭射死了伊斯库斯。阿波罗想到科洛尼斯背叛了自己，心中无比愤怒，可是他太爱科洛尼斯了，终究对她下不了手，便派自己的姐姐用飞镖将科洛尼斯杀死。当她将科洛尼斯已被自己杀死的消息告诉弟弟时，阿波罗也从其他渠道得到了确切的消息，知道科洛尼斯是迫于父命不得已才嫁给了她的表哥，她心中爱的依然是自己。真相大白，阿波罗心中无比悔恨，可是科洛尼斯已经死了，一切都已无法挽回了。他痛恨胡乱说话、搬弄是非的白羽乌鸦，将它的一身白羽变成了居丧的黑羽，并剥夺了它说话的权利。

此刻，科洛尼斯的尸体已经放在了干柴堆上，即将被火化。无比悔恨的阿波罗凝视着科洛尼斯的遗体，看着她那隆起的腹部，悲痛万分。他再也无法控制自己的感情，不顾一切冲上前去把婴儿从母体中救了出来。这是一个十分可爱的男婴，是他的亲生骨肉！他给儿子取名为埃斯科拉庇俄斯，硬着心肠将他托付给了半人马喀戎抚养。喀戎不负阿波罗的托付，将埃斯科拉庇俄斯抚养成人，并且教给他各种知识，包括医学知识。

埃斯科拉庇俄斯聪明好学，在喀戎的教导下，年纪轻轻便洞悉了许多植物的药用价值，掌握了许多治病救人的神奇偏方。他怀着拯救人类的崇高志愿，手持一根手杖出没于荒山野林，走得累了便用手杖撑着继续前行，遇到一些山林野兽便用手杖驱赶。漫漫长路上，尽是那些经年霜雪涤荡过的草木，他仔细考察沿途植物的性质，冒着生命危险去品尝各类草木以辨其药性。他以自己的医术去救治山村的病人。他精湛的医术和崇高的品德，成了一名受人尊敬、爱戴的医生，受到人们的敬仰与膜拜。

有一天，埃斯科拉庇俄斯正为治疗一种疑难杂症而陷入沉思，就在他潜心思索的时候，一条毒蛇悄悄爬过来盘绕在他的手杖上。他抬头发现了手杖上的毒蛇，大吃一惊，本能地出手将毒蛇杀死了。这时，又来了一条口衔药草的毒蛇，只见它伏在刚刚死去的毒蛇身边，用药草在毒蛇的身体上来回抹搽，不一会儿，死去的蛇竟然复活了。埃斯科拉庇俄斯看呆了，不过他很快就醒悟了：蛇的体内毒液可以致人死亡，但它同时还具有神秘的疗伤能力，可以自救或互救，也许由于它长年贴地爬行，所以熟知一切草木的属性，包括其药用功能，怪不得蛇历来都被认为是智慧与生命的化身……想到这里，埃斯科拉庇俄斯对灵蛇充满了敬畏之情。从此，他去各地行医的时候，不但要带着手杖，而且在手杖上总要放条盘绕着的灵蛇。从此,埃斯科拉庇俄斯的医术愈发神奇,可以令将死之人复生,从而超越了生老病死的自然法则。埃斯科拉庇俄斯的神奇医术,使他手中的蛇杖也被赋予了更多的含义,象征着他起死回生的医术,手杖也由此被称为"埃斯科拉庇俄斯之杖"。

由于埃斯科拉庇俄斯神奇的起死回生之术,病人的死亡率大幅度降低,导致冥府大量减员,惹得主宰冥界的阎王怨气满腹,说冥府人口锐减的原因是埃斯科拉庇俄斯行医所致。宙斯得知此事后大为震怒,认为埃斯科拉庇俄斯的起死回生之术扰乱了神定的秩序,威胁了只有神才可以拥有的不朽,挑战了奥林匹亚山的神权,担心凡间的人们会因此长生不老,于是便将他视如仇寇,千方百计阻止他行医。然而,在埃斯科拉庇俄斯的心中,总有一个声音在召唤他,要他无所畏惧地去解除人间的病痛。于是,他不顾宙斯一次次地严厉警告,继续行使自己作为一个医者的责任。宙斯是威力无比的众神之王,主宰着神与人的命运,能够随时降祸或赐福。宙斯见埃斯科拉庇俄斯不肯回头,便狠心地用雷电将他击死。

埃斯科拉庇俄斯的死讯传到其父阿波罗的耳中,令他无比悲愤。他奈何不了自己的父亲宙斯,只能将满腔仇恨发泄在为宙斯锻冶电火的独目三巨人身上,用箭将他们全都射死。宙斯闻讯大怒,将阿波罗逐下神山,罚他在人间生活一年,在滕比河谷为弗里王放牧,后又罚他前往特洛伊为凡人修筑城墙。

事后，宙斯对自己杀死埃斯科拉庇俄斯有了一些悔意，毕竟那是自己的孙子。久违了的心事，随星月在夜空中蔓延，众神之王也在经受着情感的煎熬！走了多远并不重要，转过身，就是归途。终于在一个特殊的日子里，宙斯将埃斯科拉庇俄斯升上天空奉为医神而复活。至此，宙斯的一颗心终于可以安宁了。从此，埃斯科拉庇俄斯成了人类健康的庇护者，人们将他作为众神之一进行膜拜。来到埃斯科拉庇俄斯神殿的病人都相信，医神和他的灵蛇会在睡梦中用治病的秘方治好自己的病。

时至今日，埃斯科拉庇俄斯之蛇杖，已经成为医者心中的圣物，成为面对患者的一个永恒的誓言！

解剖那些事
——人体、解剖刀与羊皮纸

奇闻

解剖史上的惊天谋杀案

从18世纪开始,英国的解剖教学和科研用尸体奇缺,从而导致苏格兰爱丁堡发生了一桩世界解剖史上的惊天谋杀案,也因此产生了第一部解剖法。

事出有因

英国的尸体当时为什么如此奇缺,这还要从英国的法典修订和医学教育的飞速发展谈起。1700年以后,英国进入刑罚严酷的"血腥法典"时期。判处死刑的罪名从1688年的50项增至1776年的220项,连损坏公路、偷窃超过12便士财物这样的轻罪,都有可能被处以极刑。19世纪初,英国政府意识到滥用死刑并不能制止犯罪,于是在1823年颁布的《死刑裁决法案》减免了大量死刑罪名,并将最终判决权交给法官。到了1861年,伦敦一年仅有5人被判处死刑。英国最后一次执行死刑是在1964年,在随后几年里死刑即被废除。死刑犯的减少给蓬勃发展的医学教育事业带来了极大的困难。当时英国各医学院和多家解剖学校对尸体的需求量约为每年500具,而死刑犯是尸体的唯一合法来源,死刑的减少和废除,彻底切断了解剖教学用尸体的根基。

猖獗的盗尸贼

英国政府发现了猖獗盗尸问题,为了增加尸体的供给量,增加了少许以绞刑作为惩罚罪犯的数量。即便如此,也不过是杯水车薪,根本不能满足医学院校解剖教学的需求。合法的尸体来源不够,受到有钱爵士们赞助的医学院校的解剖学家和受利益驱使的解剖学校的老板们,便打起了歪主意:从盗尸贼手里购买尸体。由于尸体匮乏,买卖尸体有利可图,于是"盗尸"这一行当在许多大城市应运而生,黑市上的尸体交易红红火火,尤以医学发达的爱丁堡和伦敦最为猖獗。以盗尸为生的盗尸人会在白天蹲守在公墓旁边,记住埋入棺材的准确坟头,到了晚上夜深人静时,纷纷拿起铁锹、麻袋和手灯,倾巢出动,以迅雷不及掩耳之势挖出尸体,装进麻袋,扛在肩上,消失在夜幕中。有的从停尸房盗取尸体,或金钱贿赂殡葬业人员得到尸体。以每具新鲜尸体7~10英镑卖给解剖实验室主管,这在当时简直就是天价!甚至比盗窃财物更为暴利。一位劳工1个月挣不到2英镑,像大文豪狄更斯每周的薪水也不过2英镑。在英国下议院1828年的一份证词中披露,有一个6人盗尸团伙,一年盗挖了312具尸体,报酬是3000多英镑,这听上去感觉每人分到的赃款不是很多,但这是同期劳工收入的20多倍!

那个时候,在盗尸重灾区爱丁堡为了防止尸体被盗,死者的家属总是千方百计地想出巧妙的方法来拖延盗墓者的行动,以使尸体腐烂(用于解剖的尸体必须是新鲜的才值钱)。有钱人筑起瞭望塔雇人看守;有的做一个大铁盒,将棺材放进去焊死;有的租用大块石板盖住坟墓;甚至还有一种叫作"棺材鱼雷"的"机关",安放在棺材的盖子下面,一旦有人打开棺盖,就会触发机关射出小铅弹。盗尸盛行的年代,甚至催生出特殊的殡葬业——出售或租赁"保尸笼",罩在坟墓上。可见那时的英国人死得多不安生。

中国古代盗墓以窃取值钱的陪葬品为目的,而英国盗墓的"业务"是以刚下葬的新鲜尸体为目标。通过盗窃尸体谋求暴利,被抓到并不会受到严重处罚(法律规定,盗墓有罪,盗尸无碍),因此这一行业越来越猖獗,成了当时真正的社会公害。

爱丁堡惊天谋杀案

彼时,苏格兰爱丁堡已是欧洲著名的外科圣地、解剖之都。那时候人们已经知道解剖学对于外科的重要性,因此,到了上解剖课时,外科学院的学生们几乎都发疯一般地扎进解剖实验室,抢占有利位置观摩解剖。外科学院的诺克斯老师是解剖课程的精英,才华横溢,学界翘楚。他声称"只有用最新鲜的尸体做解剖,才能真正学到解剖精髓",故他的解剖课最受学生欢迎,甚至要"限额预约,一票难求",每周吸引400多名医学生争先恐后地前来观摩。诺克斯的尸体解剖需求量最大,为了得到更多的尸体,他完全不问来源,你有尸体我有钱,拿来便是。

1828年的一天,诺克斯解剖室的门被两个陌生人敲开,他们送来一具尸体,干净柔软,不像在土里埋过,质量上乘。两个陌生人说,死者孤苦伶仃,连个亲属也没有,还欠我们一笔钱,送过来卖给你们,还我们的房租费。诺克斯愉快地点头,非常爽快地付了7英镑10便士。收下尸体后,还热情地向两名陌生人交代:"请务必再来!"这两名陌生人正是后来谋杀案的主角:伯克和黑尔。他们似乎找到了一条发财致富之路,当时二人的眉毛都笑歪了。

伯克和黑尔是一个小客栈的老板,他们知道卖尸体能赚钱,但太费事。如何找到更快更省事的赚钱机会呢?贪财的二人已无心等候下一个病死的房客,必须另辟蹊径。他们没有选择盗尸,而想通过谋杀来"制造"尸体,这样来钱更快,更省事。接下来他们以自家的客栈为基地,开始主动招揽或诱骗老弱病残顾客来住宿,寻觅谋杀时机。没过多久,另一名房客约瑟夫生了重病,俩人没有等到他自然死亡,而是在晚上把约瑟夫灌醉之后活活闷死。而约瑟夫的尸体更新鲜,于是换来了10英镑。尝到甜头的伯克和黑尔一发不可收拾,用同样的方式作案数次,将尸体卖给诺克斯。两个食髓知味的人,就在这样一个背景下,做起比盗尸更甚的罪恶勾当。

没有买卖就没有伤害。只有卖方,没有买方,这种肮脏的交易也无法达成。身为大学教师的诺克斯完全遗忘了自己的身份,使用这些来路不明的尸体进行解剖教学,逐渐成为一桩桩凶杀案的帮凶。诺克斯为了避免尸体身份被认出,总是先解剖尸体面部,以逃避追究,但也有疏漏的时候。

有一天,一名外科学院的学生在焦急地寻找他失踪的恋人。正在一筹莫展的时候,他在解剖课上居然见到了自己失踪的恋人躺在解剖台上。他马上质疑诺克斯,而诺克斯说,这是泡在威士忌里时间较长,面部变形,只是巧合看起来像你认识的人罢了。说完就快速解剖面部,再难以辨认了。

爱丁堡的"傻子杰米"刚18岁,脑子不太好使,天天沿街乞讨,是爱丁堡的市井名人,那一带的人对他都有印象。然而有一天傻子杰米在爱丁堡街头消失了,他母亲满大街找,一直没有下落,这是当地神秘失踪的第12个人。杰米人傻但力气很大,在客栈里,伯克一个人还无法收拾掉他,最后和黑尔一块才用被子把他捂死。一天后,诺克斯当着全班学生解剖尸体时,至少有两名学生感觉解剖台上的尸体有些面熟,看上去非常像两天前突然消失的那个傻子杰米,怎么到这来了! 当场大叫起来。诺克斯斩钉截铁地回答道,你们看错人了。而更让人狐疑的是,老谋深算的诺克斯,在巡警赶来前,手法娴熟、动作麻利地完成了解剖,过程中"很不小心"地破坏了杰米的脸和一切可供辨认的肢体特征。自然,面对诺克斯这位尊贵的外科学院教师身份,巡警们只好讪讪离去。但让诺克斯没想到的是,黑尔看到杰米的夹克还不错,居然留了下来,送给了一个身高相近的侄子,这成了最后逮捕黑尔和诺克斯的证据之一。

从1827年秋天开始,在10个月的时间里,这样诡秘的市民失踪事件不断发生,爱丁堡坊间都因为一桩桩神秘的市民失踪事件而人人自危。

黑尔和伯克的最后一个猎物是玛丽·多彻蒂。当时伯克骗这位年轻的贫穷小姐说,他母亲也姓多彻蒂,没准她们还是亲戚呢,玛丽便毫不怀疑地跟着伯克进了客栈……本来,这俩人早已对谋杀驾轻就熟,但万万没想到的是,他们刚刚实施完谋杀的那间房的原房客,在离开后不久又掉头回来,声称自己忘了带丝袜,要进房寻找。伯克不肯让房客进房,黑尔马上就把尸体藏到床底下。但天助无辜,这两个嫌疑人被大街上一阵噪音吸引了注意力,房客偷偷溜进房间,寻找丝袜时往床底下一看,吓得魂飞魄散,头也不回地逃离了旅馆并报警! 两名嫌疑人回过神来发觉房客不见了,还以为逃过一劫,长舒一口气,大摇大摆地把尸体卖给了诺克斯。接到报警后,警方逮捕了伯克和黑尔,随后在诺克斯的解剖室里找到了刚刚送来的玛丽,尸体还热乎着呐……

事情败露

1828年11月3日星期一,警方调查和取证后证实,从1827年11月初到1828年10月31日事情败露,他们诱骗了至少16名过路的酒鬼、老人、妇女、傻子等进入客栈,被灌醉后将其捂死,然后把尸体卖给诺克斯。虽然人赃俱获,但警察没有他们谋杀的直接证据,无法定罪。苏格兰的检察总长雷伊只好玩了一把"囚徒困境",向黑尔提出交易条件,承诺只要他如实交代所有犯罪细节,便可免于刑罚。黑尔毫不犹豫地接受了这个条件。在审判中,黑尔为了保命,承认二人在过去的12个月里共谋杀16人,16具尸体全部卖给了诺克斯。世纪审判于1828年的圣诞夜开始,持续了一个晚上,最终伯克被判以绞刑,黑尔免于刑罚,诺克斯等其他犯罪嫌疑人由于证据不足,被无罪释放。

圣诞节后的第二天,在爱丁堡广场,在万众瞩目下伯克被送上绞刑架。据说执行绞刑的当天,有25000多人到场观看,当局不得不动用警察维持秩序。在执行绞刑时,愤怒的围观群众纷纷大叫"burke him"!意思是用伯克的作案手法来捂死他。有人还创造了burking这一单词,表示"捂死他,得到尸体"之意。

《伦敦时报》1829年2月2日报道：绞刑现场每一个角落都传来激愤的呼声，伯克面对的是所有人一致的鄙视和愤怒。被绞死的伯克在爱丁堡大学医学院解剖剧场当众解剖。据说，由于场地较小，竟出售门票以限制人数，其后又分10批让医学生参观解剖后的尸体。主持这一活动的是爱丁堡大学医学院解剖学教授亚历山大·门罗，整个解剖过程持续了2个多小时。门罗教授用鹅毛笔沾上伯克的血写下一张条幅：这是取自绞刑犯威廉·伯克头部的血写的，他因谋杀罪被绞死在爱丁堡。伯克的骨架、脸皮做成的面具、胸部皮肤做成的名片盒，以及左手皮肤做成的钱包，现在都一一陈列在爱丁堡大学医学院的解剖博物馆内。

黑尔走出法庭后，一番乔装打扮，乘车逃出了爱丁堡，结果在一个小镇旅馆门口被一位乘客认了出来："兄弟们，这是黑尔！"很快，一大群人聚集在黑尔要过夜的旅馆。情况紧急，性命难保。好在深夜在民警护送下，黑尔被带出镇外消失在夜幕中。

那诺克斯怎么处置呢？既不是杀人者，也不是谋划者，无法定罪，安然无恙地走出了法庭。不过爱丁堡大学为了学校的声誉，对诺克斯做出了严厉处罚。同时舆论的压力、同事的鄙视，使得诺克斯不得不离开爱丁堡，移居伦敦，以撰写医学文章或写书谋生。要不是这桩事，他后来一定会成为著名解剖学家。与诺克斯一起做解剖的三个助理，都在医学领域获得了成功，其中威廉·弗格森成为伦敦著名的外科教授,还获得爵位。

这起案件的确骇人听闻,不过在当时的不列颠,这只是整个混乱的尸体供应链条上的一个环节。据说,1831年伦敦一个4人盗尸团伙在向医学院倒卖一具新鲜尸体时,遭医生举报而被警察捕获。他们供认,在过去的12年里,从墓地盗窃了近1000具尸体,全部卖给了伦敦的几家医学院。而此次被捕,则是因为他们受到伯克和黑尔案的启发,直接向无辜的平民下起毒手,导致4人遇害。

现在,伯克的骨架挂在爱丁堡大学医学院解剖博物馆内一个玻璃柜里,作为受惩罚的一部分被保存了下来。之所以在解剖博物馆里展览,并不是因为这具骨骼标本有什么特别作用,而是伯克曾经为人体解剖作出了"贡献",可以给人们以警醒。一个为解剖教学而杀人的人,最终自己成了解剖标本,供人观摩,这真是极大的讽刺。

特别盗尸案

实际上,英国的近代史上盗尸案件屡见不鲜,目的各异。18世纪80年代发生在一位名人身上的一桩盗尸案则为后人留下了一副难得的骨骼标本。英国著名妇产科专家、解剖学家和收藏家威廉·亨特,在醉心于收藏特殊人体标本上真是用心良苦,几乎达到了痴狂的程度。北爱尔兰人伯恩患有巨人症,身高2.5米,是当时欧洲身材最高的人。伯恩常以巨人的形象在伦敦街头进行才艺展示，赚了一大笔钱，喜出望外，但挣的钱还没捂热就被偷了，因此抑郁而死，年仅22岁。在伯恩还活着的时候，亨特就对他的高大身躯垂涎三尺，心想如伯恩身后能制成一副骨骼标本陈列起来那该多好哇！当时伯恩也听说过英国盗尸、买卖尸体猖獗的传闻，担心自己这独一无二的身材死后可能会遭到不法买卖，于是生前就安排妥当，以便死后立马将棺材沉入大海。但亨特早已盯上了他，决不能错失良机。伯恩刚死，亨特想方设法贿赂了伯恩生前高薪雇请的船长。轮船在海上兜了一圈后，伯恩的尸体便被带回到亨特位于伦敦伯爵宫的住处。亨特解剖技术娴熟，手脚麻利，尸体几乎还没凉透就把骨架解剖出来了，深加工后做成了一副高大的骨架。两百多年来，伯恩瘦长的骨架一直展示在伦敦皇家外科医学院的亨特博物馆中。最近几年，一些慈善、宗教群体开始自发关注这位18世纪的"北爱尔兰巨人"，希望帮助他完成遗愿，将尸骨葬于大海。直到2021年，趁博物馆维修，暂停开馆的机会，相关人员终于讨论了为伯恩海葬一事，以满足他的遗愿，但不知结果如何。

解剖立法

许多人意识到自己的活体乃至身后的遗体必须得到保护，国家和社会应该保障尸体不被非法贩卖，解剖室不能接受不明来源的尸体，解剖老师不能为谋杀毁尸灭迹开方便之门。于是在 1832 年，这桩轰动英国的惊天谋杀案直接催生了英国议会的《解剖法》，法案规定，任何想从事解剖教学的人必须获得内政大臣颁发的解剖执照，成为"持牌老师"，只能在许可证规定的建筑物内解剖尸体，并对其解剖的尸体负责。允许皇家医师学院的医师每年解剖被处决的犯人以及监狱、济贫院、慈善机构的死者和无名尸体，进行教学和医学研究。全国有 4 名解剖监察官，持牌老师定期向他们汇报，再通过他们向内政大臣报告，明确每一具尸体的来源和去向。《解剖法》为教师、医生和医学生的解剖需求提供了法律保障，非法买卖尸体的现象得到有效遏制。19 世纪欧洲的其他国家也通过了类似的法律。

  1912 年 11 月 24 日，北京医学专科学校（现为北京大学医学部）首任校长汤尔和呈文当时的"中华民国"教育部，请求公布由他起草的《解剖条例》，历经周折，终于在 1913 年 11 月 22 日得到内务部批准。此后又公布了施行解剖资质、搜集尸体、留存标本、安葬尸体等过程中的实施细则。这是中国的第一部解剖法案。

主要参考资料

1. 丁自海. 也是解剖史［M］. 济南：山东科学技术出版社，2023.

2. 格雷. 格氏解剖学［M］. 42版. 丁自海，刘树伟，译. 济南：山东科学技术出版社，2017.

3. 郎景和. 外科解剖刀就是剑［M］. 北京：中国文联出版社，2009.

4. 王平. 邮说医学史56：阿拉伯循环之父——阿纳菲斯［J］. 医学的历史与文化，2021.

5. 布莱森. 人体简史［M］. 闾佳，译. 上海：上海文汇出版社，2020.

6. 《手术两百年》主创团队. 手术两百年［M］. 北京：科学技术文献出版社，2020.

7. 帕克. DK 医学史［M］. 李虎，译. 北京：中信出版社，2019.

8. 朱石生. 大成若缺：班廷与胰岛素［M］. 北京：新星出版社，2020.

9. 朱石生. 沥血叩心：哈维与血液循环论［M］. 北京：新星出版社，2020.

10. 舍温. 努兰. 蛇杖的传人［M］. 杨逸鸿，张益豪，许森彦，译. 杭州：浙江大学出版社，2017.

11. 中国科学技术协会. 中国解剖学科史［M］. 北京：中国科学技术出版社，2021.

12. 英国费顿出版社. 人体解剖手册［M］. 张翰林，黄永发，唐珂韵，译. 北京：中信出版集团，2022.

13. 段明科. 冠状动脉外科发展史［J］. 中国心血管病研究，2008，6（10）：721-723.

14. 张叶. 发现血液循环［J］. 中华医史杂志，2000，30（2）：117.

15. 崔慧先. 人体解剖学的发展与启示：顺势而为，借势而上，造势而生［J］. 解剖学杂志，2023，46（2）：93-97.

后 记

受篇幅所限,书稿不能太冗长,但感觉有些事意犹未尽,需补充一点。

解剖刀从不漫无目的地使用,任何皮肤的切口背后都隐藏着一颗好奇之心。由解剖观察到的图像,捕捉到了人体的组成,衍生出关于人体的奇思妙想,从而解释人类这一物种在世界中所处的地位。解剖观察逐渐积累知识的过程,留下了解剖学历史的艰辛和辉煌足迹。

一、关于解剖学分类

人们认识人体的目的总是受到特定功利性目的的驱动,即做解剖学研究与认识人体结构并非同义词。这大致有三种情况:一是认识人类自己,特别是欧洲文艺复兴开始的解剖学研究，为医学的发展做出了巨大贡献；二是艺术解剖学研究，艺术家从未忽略通过艺术作品描绘人体之美；三是与宗教信仰或风俗习惯有关的对人体的解剖，如古埃及木乃伊的制作，这些行为对科学、艺术的发展和人类的进步不会起到促进作用。

二、世界第一本解剖学教材

解剖学教育是医学进步的重要组成部分。将人体解剖学列为医学教育的一门课程，首功之臣当属博洛尼亚大学的蒙迪诺教授。开明的罗马帝国斐烈二世颁布法令，解禁人体解剖，拉开了欧洲文艺复兴的序幕。蒙迪诺于1316年编写了世界第一本解剖学教材《解剖学》，从而使解剖学课程在医学教育中扎根、结果，延续至今。

三、技术对解剖学发展的促进作用

技术是科学进步的先导。英国科学家胡克1665年用显微镜观察到了"cell"（细胞），确认为人体最小单位后，使解剖学研究又着眼于一个新的视角。细胞构成组织器官，使人体成为一个可以用物理、生物和化学等新的科学技术来分析的生物体。

1867年德国化学家霍夫曼发明的福尔马林，改变了标本防腐的历史。苏西尼是意大利蜡质解剖模型制作师，十八世纪后期，他制作的许多蜡质解剖模型，工艺精湛，准确地展示了复杂的解剖结构，特别是模型"解剖维纳斯"，栩栩如生，成为解剖学教学的顶尖教具。

20世纪后半叶，中国著名的临床解剖学家钟世镇发明、改良的管道标本铸型技术，制作的铸型标本成为一件件精美的医学艺术品，对显微解剖学的发展和显微外科的进步起到极大的促进作用。1988年美国发明家赫尔发明了第一台3D打印机。3D打印技术促进了解剖模型制作技术的发展，使各器官的几何形态、解剖细节、纹理特征、视觉效果和手感等"精准程度"不亚于手工制作的标本。德国塑化标本制作大师哈根斯发明的塑化技术，制作的塑化标本栩栩如生，不仅吸引学生学习解剖时的注意力，也为大众科普教育提供了精美素材。

数字技术为数字解剖学的发展插上了腾飞的翅膀。数字解剖清晰、立体、动态地显示人体结构，教学不受时间、空间的限制，使解剖学教学跨向一个新台阶。数字技术也正在使物理数字人向生理数字人过渡。有朝一日，在数字人身上进行解剖操作必将成为现实。

四、解剖学未来走向何方

21世纪以来，分子生物技术的出现，极大地扩展了解剖学的研究领域，使其在微观层面上不断延伸。一些预言家意识到，越来越逼真的拟人机器人和允许机器人"思考"的AI的出现，使人类存在的定义可能变得越来越模糊。最终，人类的意识可能被转移到一个物理意义上的非有机体中，从而创造一个"超级人类"种族。这些会给人类的本性、信仰和道德带来一系列新的挑战。没有人知道这样的技术发展会给我们这个物种带来什么影响，多大的影响。

五、关于书名的副标题

人体、解剖刀较容易理解，就是这本书要说的事。关于羊皮纸的来历有一段鲜为人知的故事。公元前240年，帕加马曾是古希腊的文化重镇，拥有藏书丰富的图书馆，一度以此与亚历山大帝国竞争和抗衡。为此，亚历山大大帝驻古埃及总督托勒密下令禁止向帕加马出口莎草纸。由于莎草纸为托勒密辖区的特产，是当时古希腊文字书写的唯一载体，想以此削弱帕加马的文化抗衡。然而莎草纸禁运没有难倒帕加马人，他们将羊皮经过特殊加工，发明出优于莎草纸的羊皮纸。羊皮纸质地柔软，耐折抗潮，记载重要文献易于保存，使用延续上千年。后人把羊皮纸寓意为历史、知识与文化。《解剖那些事》就是聊的人体解剖的历史、知识与文化。

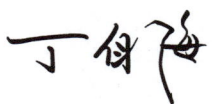

2025年5月立夏